内臓脂肪がみるみる落ちる すごい歯磨き習慣

栗原クリニック東京・日本橋院長 栗原毅
栗原ヘルスケア研究所所長・歯科医師 栗原丈徳

飛鳥新社

はじめに

ぽっこりお腹に代表される「内臓脂肪」。歳をとると目立つようになるこの脂肪が気になる人は多いと思います。ではなぜ、内臓脂肪はたまるのでしょうか。

食べ過ぎ？　飲み過ぎ？　運動不足？　原因としてこれらのことをイメージされる方は多いでしょうし、実際、内臓脂肪がたまってしまう一因になりますから改善が必要です。

加えてもうひとつ、日々の生活習慣の中で、内臓脂肪の減少につながる効果が期待できるものがあることが近年わかってきました。

それが、本書で紹介する「口腔ケア」です。

口腔ケアと聞くと、多くの方は「それって歯磨きでしょ？」と考えるかもしれません。しかし、本書で紹介する「すごい歯磨き習慣」とは、単に「歯磨き」のやり方だけを提唱するものではありません。これまでの歯磨き習慣に加えて、あらゆる口の中のケア、および口周りの筋肉を鍛えることも含めた広範囲のケアを表すものです。

この新しい習慣を日々取り入れてもらうことが、口の中の健康を維持するだけでなく、内臓脂肪の減少にもつながることをぜひ知っていただきたいのです。

内臓脂肪は言うまでもなく、メタボリックシンドロームの原因になり、放置しておくと高血圧や糖尿病、脂質異常症などの生活習慣病を引き起こす怖いリスク要因です。反面、つきやすく、落としやすいという特徴もあります。

本書では、これまであまり紹介されなかった口腔ケアと内臓脂肪のつながりに焦点を当て、単なる歯磨きだけでない広範囲なケアによって生活習慣病のリスクを減らしていく方法について紹介していきます。

誰でも簡単にできる毎日の生活習慣のちょっとした改善によって、あなたも内臓脂肪をためこまない健康的な体づくりを目指していきましょう。

栗原クリニック東京・日本橋院長　栗原毅

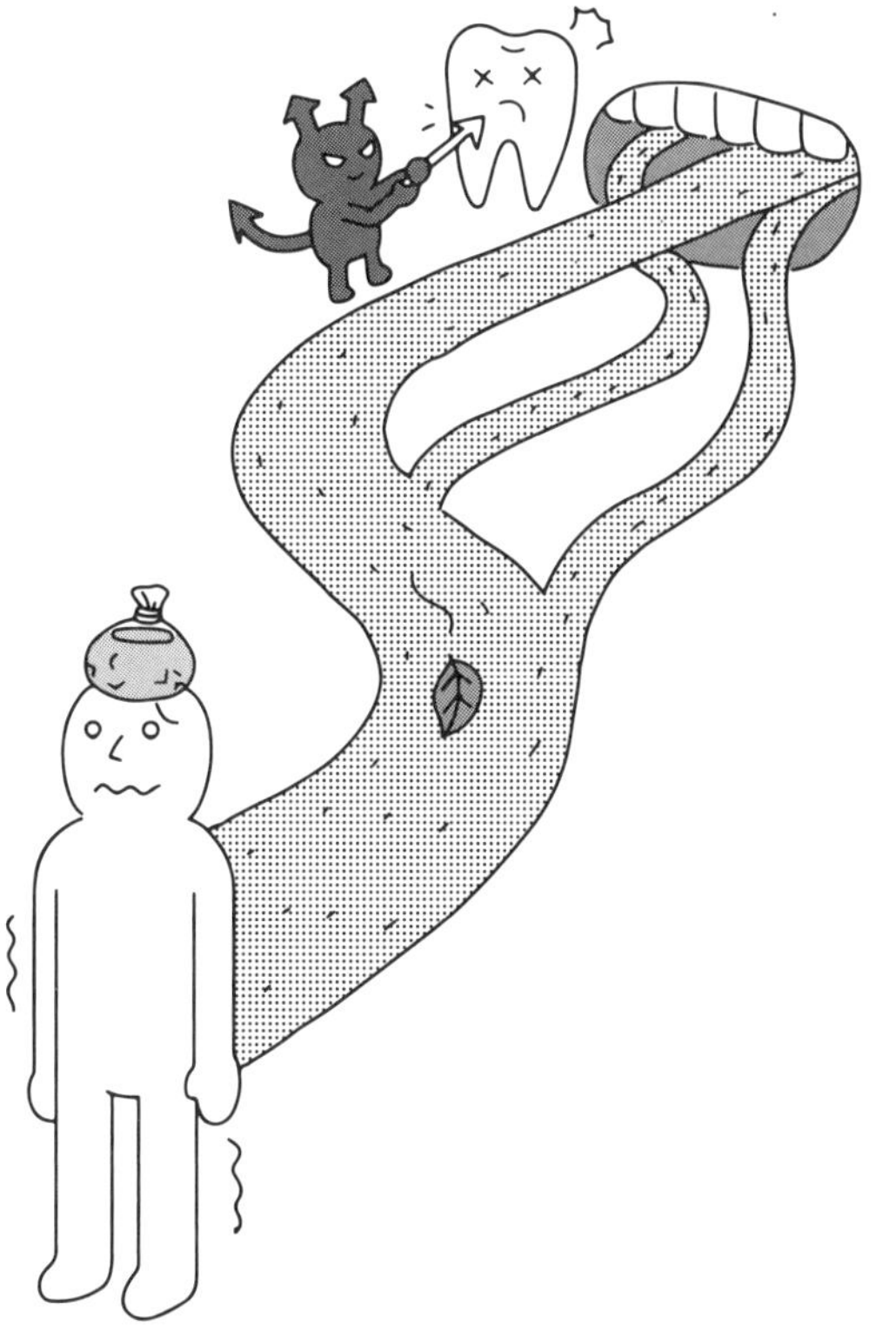

はじめに 002

第1章 口の中をリセットすれば、内臓脂肪が落ちる！

- 内臓脂肪を落とせば健康寿命が延びる！ 014
- 内臓脂肪は「たまりやすくて、落としやすい」 017
- 内臓脂肪がたまると、脂肪肝リスクが高まる 020
- 日本人は内臓脂肪がつきやすい 022
- 内臓脂肪は歳をとるごとにつきやすくなる 025
- ＢＭＩと生活習慣のダブルチェックを 027
- 内臓脂肪は命も脅かす危険な脂肪 031

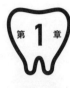

第2章 「すごい歯磨き習慣」で内臓脂肪が落ちる理由

● 歯周病が悪化すると肝臓に脂肪がつきやすくなる 038
● 歯周病の人は将来メタボになりやすい 041
● 歯周病菌が筋肉を脂肪化する⁉ 043
● 内臓脂肪を減らすには「噛む力」が強力な武器になる 045
● 日本人は世界有数の「早食い」民族 049
● 「オーラルフレイル」は30代から始まっている 051
● オーラルフレイルの予防が身体的フレイルも予防する 053

第3章

気づかないうちに進行する⁉
怖～い病気「歯周病」

・日本人の8割以上がかかっている「歯周病」 058
・歯周病は気づかないうちに進行する 061
・手入れをしていない口の中は肛門よりも汚い⁉ 065
・プラークが歯石になると、セルフケアでは太刀打ちできない 066
・生活習慣に潜む歯周病を進行させる様々な敵 068
・口の中の細菌やウイルスは万病の源 070

第4章

口は万病のもと！
「歯周病」が起こす病気のリスク

・離れていても影響しあうふたつの「フローラ」 074

● 歯周病予防で下げる「がんリスク」 077
● 歯周病菌は胃酸もすり抜ける？ 079
● 虫歯になるだけじゃない！「ミュータンス菌」にも注意 081
● 歯周病菌が認知症を進行させる 082
● 「噛む力」が認知症を予防する 084
● 放っておくと怖い歯周病菌がもたらす病気 086

第5章 口の中を知って健康な体を手に入れよう

● 歯周病を侮るなかれ！「口は万病のもと」になる 094
● 本当の「口腔ケア」ができている人は少ない 098
● 口の中の細菌が体内に運ばれるふたつのルート 100
● 口は「消化器」の入り口である 103
● 歯の役割や働きを知ろう 105
● 舌の役割や働きを知ろう 108

●舌を診れば体調がわかる⁉ 111
●舌にはいろいろな「手がかり」がある 113
●唾液は天然の万能薬！ 唾液パワーで病気が防げる 117
●唾液の分泌は「意識的に」増やす 120
●あなたは「ドライマウス」ではありませんか？ 122
●理想の体でいたいなら、今すぐ「口内リセット」を始めよう 124

第6章 いつもの「歯磨き習慣」をアップデート！ 今日から始める「口内リセット」

●習慣化がカギ！ 「口内リセット」は一日にしてならず 128
●口の中の状態を知ることから「口内リセット」は始まる 130
●歯磨きだけじゃない！ 口腔ケアの種類を知ろう 134
口内リセット❶「歯磨き」—正しい歯の磨き方— 138
口内リセット❶「歯磨き」—時間よりもタイミングが重要— 142
口内リセット❶「歯磨き」—歯ブラシと歯磨き粉の選び方— 144

口内リセット❷「歯と歯の間のケア」―より万全なプラーク対策を― 148
口内リセット❷「歯と歯の間のケア」―歯間ブラシの使い方― 150
口内リセット❸「舌磨き」―毎朝の習慣で一日を爽やかに― 152
口内リセット❸「舌磨き」―正しい舌の磨き方― 153
口内リセット❹「唾液の分泌を促す」―ドライマウスにご注意を― 158
口内リセット❹「唾液の分泌を促す」―口呼吸は病気になりやすい― 160
口内リセット❹「唾液の分泌を促す」―口臭予防にも努めよう― 162
口内リセット❹「唾液の分泌を促す」―唾液腺マッサージのやり方― 164
口内リセット❹「唾液の分泌を促す」―口呼吸を鼻呼吸に変える運動― 167
口内リセット❹「唾液の分泌を促す」―自律神経の乱れも要因になる― 170
口内リセット❺「口周りの筋トレ」―舌の筋トレ― 171
口内リセット❺「口周りの筋トレ」―舌回し運動― 174
口内リセット❺「口周りの筋トレ」―口輪筋のトレーニング― 176
●毎日の生活に「口内リセット」を取り入れよう 178

第7章 口の中をキレイにするおすすめ生活習慣

●たんぱく質で「食べる力」をアップ　182
●たんぱく質を摂るときは「PFCバランス」を意識して　184
●いちばん効果的な方法は、「プラス10回余計に噛む」こと　187
●「箸置き食事法」なら自然とたくさん噛める！　188
●食べながら口の中をキレイにしてくれるすごい食品　190
●「うがい×カテキン」効果で感染症を予防する　193
●高カカオチョコレートで歯周病が予防できる！　195
●一度に食べるともったいない⁉高カカオチョコレートは「小分け」がおすすめ　198
●「歌う」「笑う」「しゃべる」のトリプルメリット　200

おわりに　202

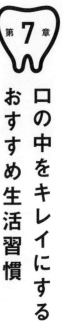

第1章

口の中をリセットすれば、内臓脂肪が落ちる!

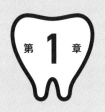

内臓脂肪を落とせば健康寿命が延びる!

日頃「健康寿命」という言葉をよく耳にすると思います。

健康寿命とは、「健康上の問題で日常生活が制限されることなく生活できる期間」と定義されています。寝たきりになったり介護を受けたりせずに、自立して過ごせる生存期間のことであり、健やかに日々の生活を送ることができる寿命のことです。

健康寿命は2001年に男性69・40歳、女性72・65歳でしたが、2019年には男性72・68歳、女性75・38歳となり着実に延びています（図1）。

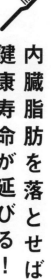

この健康寿命を延ばすために大切なことは何でしょうか?

私たちの健康を脅かすのは、高血圧、糖尿病などの生活習慣病です。これ

図1　平均寿命と健康寿命の推移

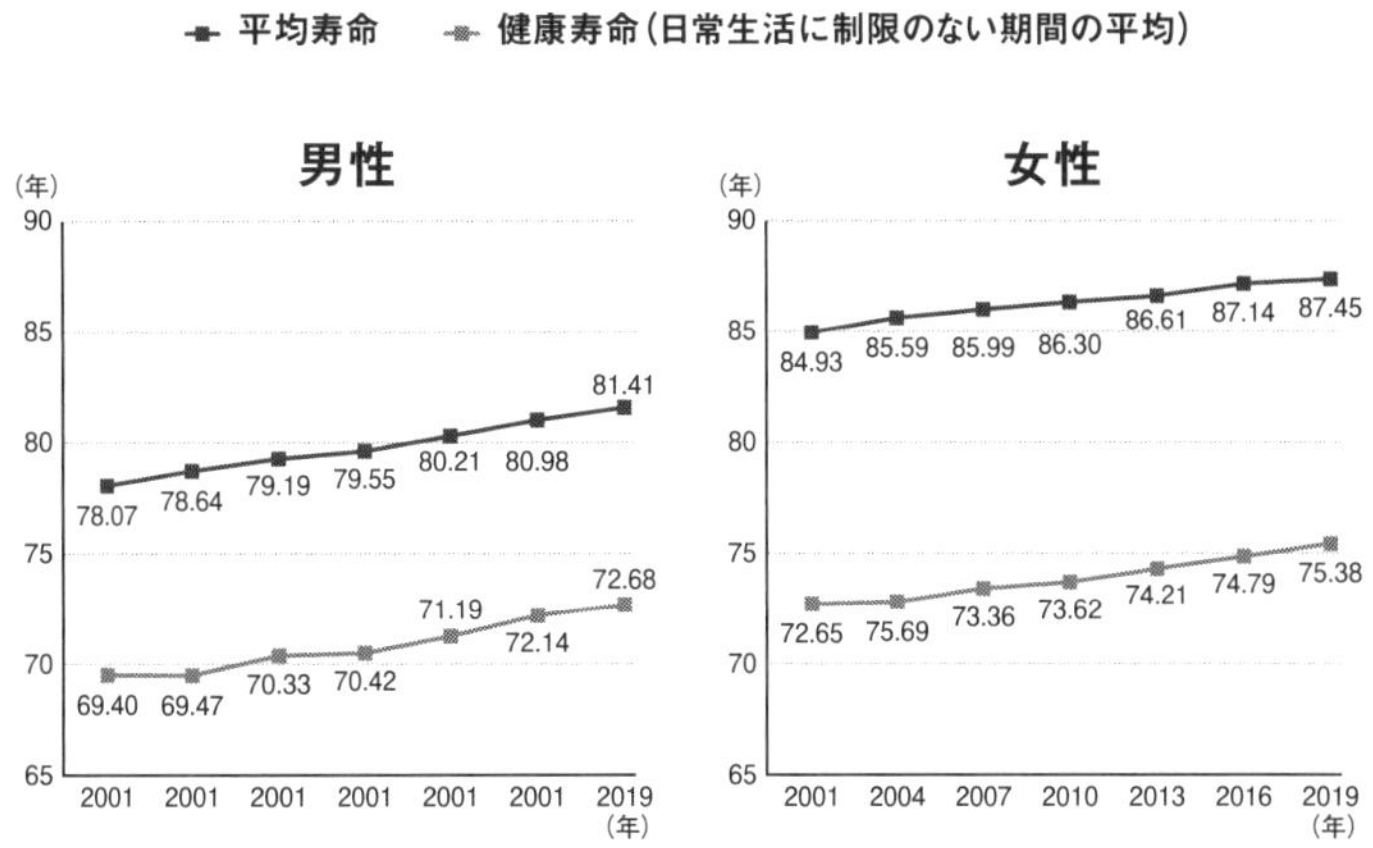

（出典　2022年版内閣府「高齢社会白書」）

らの生活習慣病の主な原因となるものに、内臓脂肪があります。内臓脂肪は胃や腸などの内臓の周りに蓄積した脂肪のこと。**いつまでも健やかな体を保つために、内臓脂肪を落として肥満を解消する必要がある**のです。

これまで、内臓脂肪を減らすための方法は、食生活と運動習慣の改善が一般的な理解でした。これももちろん重要ですが、いま、**糖尿病や肥満などの生活習慣病と「口腔《こうくう》ケア」との関連が明らかになってきていま**

す。

一般的に口腔ケアとは、口の中をキレイにすることを指しますが、ここでいう口腔ケアとは、歯磨きだけでない広範囲なケアを意味します。

「すごい歯磨き習慣」というタイトルからお気づきの方もいらっしゃるかもしれませんが、本書では、**普段皆さんがやっている「歯磨きの習慣」に、プラスαのケアを取り入れていただく**ことを提案します。

ですから、「歯磨き」だけではなく、舌や唾液といった歯以外の部分のケア、さらには口周りの筋肉といった口の「外側」のケアまで、幅広くご紹介していきます。

このプラスαのケアを含めて、「口腔ケア」だと考えています。「口腔ケア」という言葉は専門的な言い方になりますが、もう少しわかりやすくいえば「口の中（あるいは外）の状態をリセットする」ことです。

じつは、**日頃から「口腔ケア」を継続して行っていくことで、内臓脂肪が落とせる**ことがわかってきました。実際にそれを実践した患者さんを、私も数多く診ています。

この「口腔ケア」の実践法は、第6章で紹介します。その前に、まずは内臓脂肪の実体について迫ってみましょう。

内臓脂肪は「たまりやすくて、落としやすい」

体にたまる脂肪のことを「体脂肪」といいます。そして、体脂肪と呼ばれるものには**「皮下脂肪」「内臓脂肪」「異所性《いしょせい》脂肪」**の3種類があります。

皮下脂肪はその名のとおり皮膚のすぐ下につく脂肪で、下腹部や太もも、お尻の周りなど指でつまめる部分です。

内臓脂肪は腹腔内にある、小腸を包み支えている腸間膜や内臓の周りにつく脂肪です。中年以降の男性によく見られる、お腹が出る原因になるのが内臓脂肪で、ウエストの周囲が男性85㎝以上、女性90㎝以上だと内臓脂肪が蓄積しているとされています。

皮下脂肪は全身のどこにでもつきますが、とくに女性の下腹部やお尻、太ももなどの下半身にたまりやすいのが特徴です。そして一度つくと、内臓脂肪に比べて落ちにくい脂肪といえます。

内臓脂肪は皮下脂肪と違って、指でつまむことができないのが特徴です。上半身にボリュームがあり、お腹だけポッコリと出た状態になります。**皮下脂肪に比べて「たまりやすいけれど、落としやすい」脂肪**であるのも特徴のひとつです。

そして、蓄積すると様々な代謝異常を引き起こし、糖尿病、高血圧、脳梗塞といった生活習慣病につながるため注意が必要なのが、内臓脂肪なのです。

図2　3つの脂肪

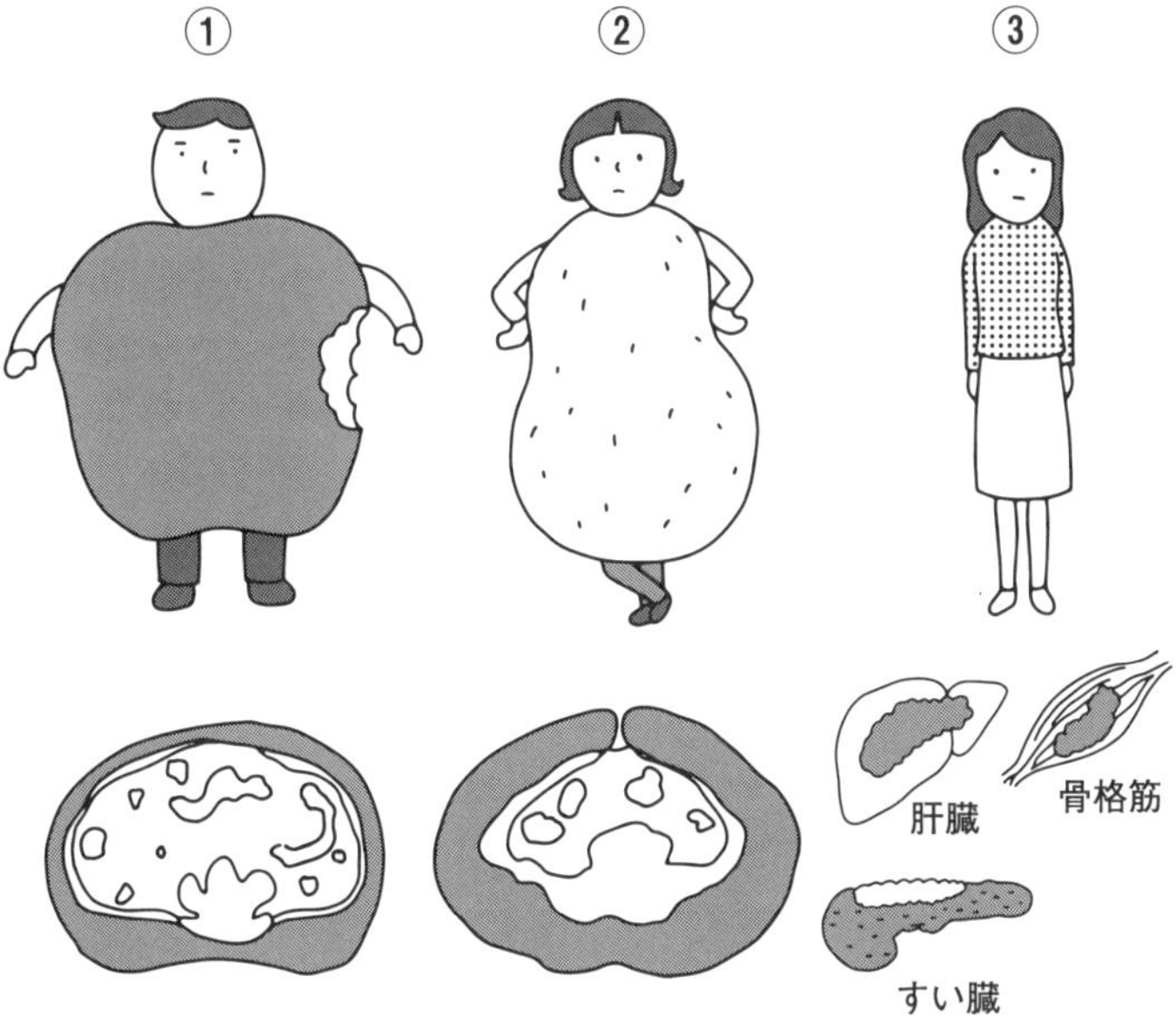

① 内臓脂肪＝内臓の周りにたまる脂肪で、上半身がふくらんでお腹だけポッコリ出た状態になる。高血圧や動脈硬化の原因になりやすい。

② 皮下脂肪＝皮膚と筋肉の間にたまる脂肪で、下腹部や腰周り、お尻や二の腕などにつく。皮膚の上からつまめるため、どこについているかわかりやすい。

③ 異所性脂肪＝本来脂肪がつかない肝臓や膵臓、骨格筋などにつく。たまりすぎると臓器本来の働きが失われ、健康を害する可能性がある。

内臓脂肪がたまると、脂肪肝リスクが高まる

もうひとつ、気をつけるべき体脂肪があります。臓器そのものや筋肉の細胞に直接つく、「異所性脂肪」といわれるものです。

「本来あるべきところでない場所にある脂肪」という意味で、とくに肝臓や膵臓、骨格筋につきやすく、健康に悪影響を与える意味でもとてもやっかいな脂肪です。

外見に表れにくく「隠れ肥満」とも呼ばれ、一見して太っていないように見える人も、この脂肪が多くついてしまっていることがあります。

内臓脂肪と異所性脂肪は非常に近い関係にあり、過食や高脂肪食、運動不

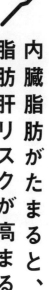

足などによって内臓脂肪の蓄積が限界に達すると、ためきれないエネルギーが異所性脂肪として臓器にたまっていきます。

つまり、皮下脂肪として蓄えきれなかった中性脂肪は内臓の周りなどにつく内臓脂肪として蓄えられ、さらに内臓脂肪にも蓄えきれず余った中性脂肪が、異所性細胞として蓄えられることになるわけです。

異所性細胞がたまると「脂肪肝《しぼうかん》」（中性脂肪が肝臓内に多く蓄積する状態）のリスクが高まり、糖尿病などの重大疾患の原因になることもあります。

内臓脂肪を減らす生活をしていれば、異所性脂肪はたまりません。逆にいえば、**内臓脂肪が蓄積すればするほど、脂肪肝などの怖い病気のリスクが高まってしまう**のです。

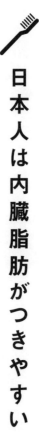

日本人は内臓脂肪がつきやすい

内臓脂肪がたまる主な原因は、食べすぎ、飲みすぎです。

体脂肪の原料は「糖質」と「脂質」で、体内で消費されなかった糖質や脂質が肝臓に送られて「中性脂肪」が合成されます。中性脂肪は血液中を流れ、エネルギーを必要とする臓器に向かいますが、余ってしまうと「体脂肪」として蓄えられます。

脂肪の原料となる糖質と脂質のうち、糖質のほうが体脂肪になりやすい性質があります。糖質は体内に吸収されるとすぐにエネルギー源になりますが、摂取した糖質が多いとエネルギーで消費される分が追い付かず、残りが脂肪として体に蓄えられてしまうのです。

図3　内臓脂肪がたまるメカニズム

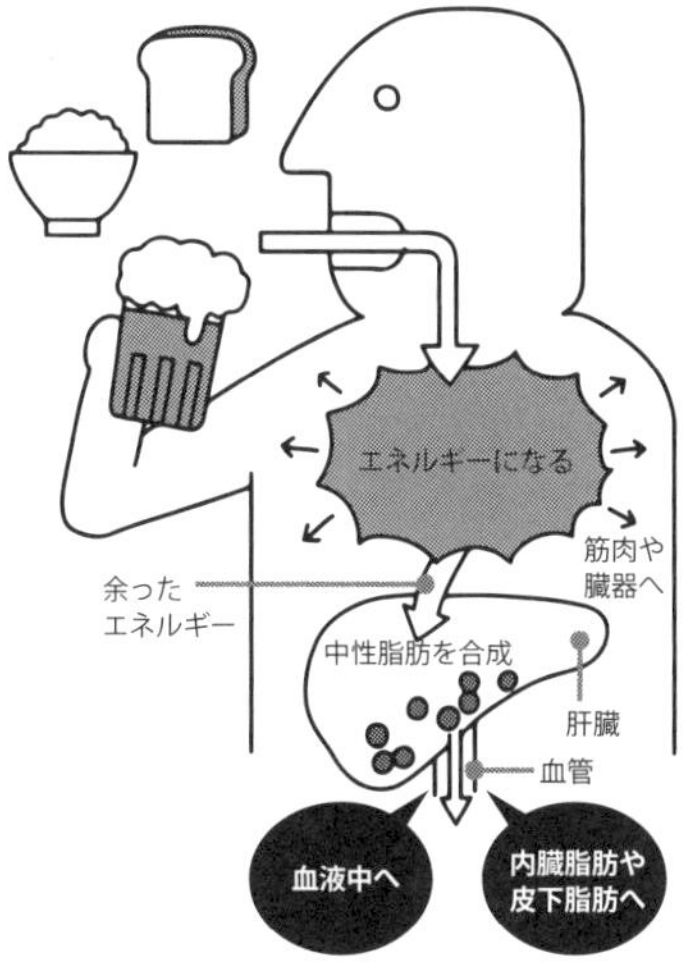

日本人は、皮下脂肪よりも内臓脂肪がつきやすいという研究報告があります。ひとつの理由として、膵臓《すいぞう》から出されるインスリンの分泌量が欧米人の約半分と少ないことが挙げられます。

インスリンには血中の糖質を脂肪として蓄える働きがあり、とくに皮下脂肪としてため込む働きが強いという特徴があります。ところが**日本人はこのインスリンの分泌量が少ないので、皮下脂肪よりも内臓脂肪がたまりやすくなる**わけです。

脂肪は、食料不足に陥るなどの非常事態に備えたエネルギーの貯蔵庫の役割も果たします。その一方で、内臓脂肪が過剰にたまると様々な病気にかかるリスクが高まってしまいます。

ただ先述したように、幸いなことに内臓脂肪は皮下脂肪よりも、「たまりやすいけれど、落としやすい」という特徴があります。つまり、**正しい知識を持って対策すれば、内臓脂肪は比較的短期間で落とすことができる**ということです。

内臓脂肪は歳をとるごとにつきやすくなる

内臓脂肪の特徴のひとつとして、歳をとるごとにつきやすくなるという点が挙げられます。

とくに**女性の場合、45～55歳前後で閉経すると、それ以前の2倍の速さで内臓脂肪が蓄積していく**といわれています。

女性は妊娠・出産に関わる骨盤内の臓器を守るため、女性ホルモンが分泌されて、腰の周りに皮下脂肪をためるよう働くのですが、閉経後はホルモンの分泌が減っていきます。そのため皮下脂肪よりも内臓脂肪がつきやすい体質に変わっていくわけです。

図4　年齢による基礎代謝量の変化

30代以降は基礎代謝量が減って脂肪を燃焼しにくくなっていきます。

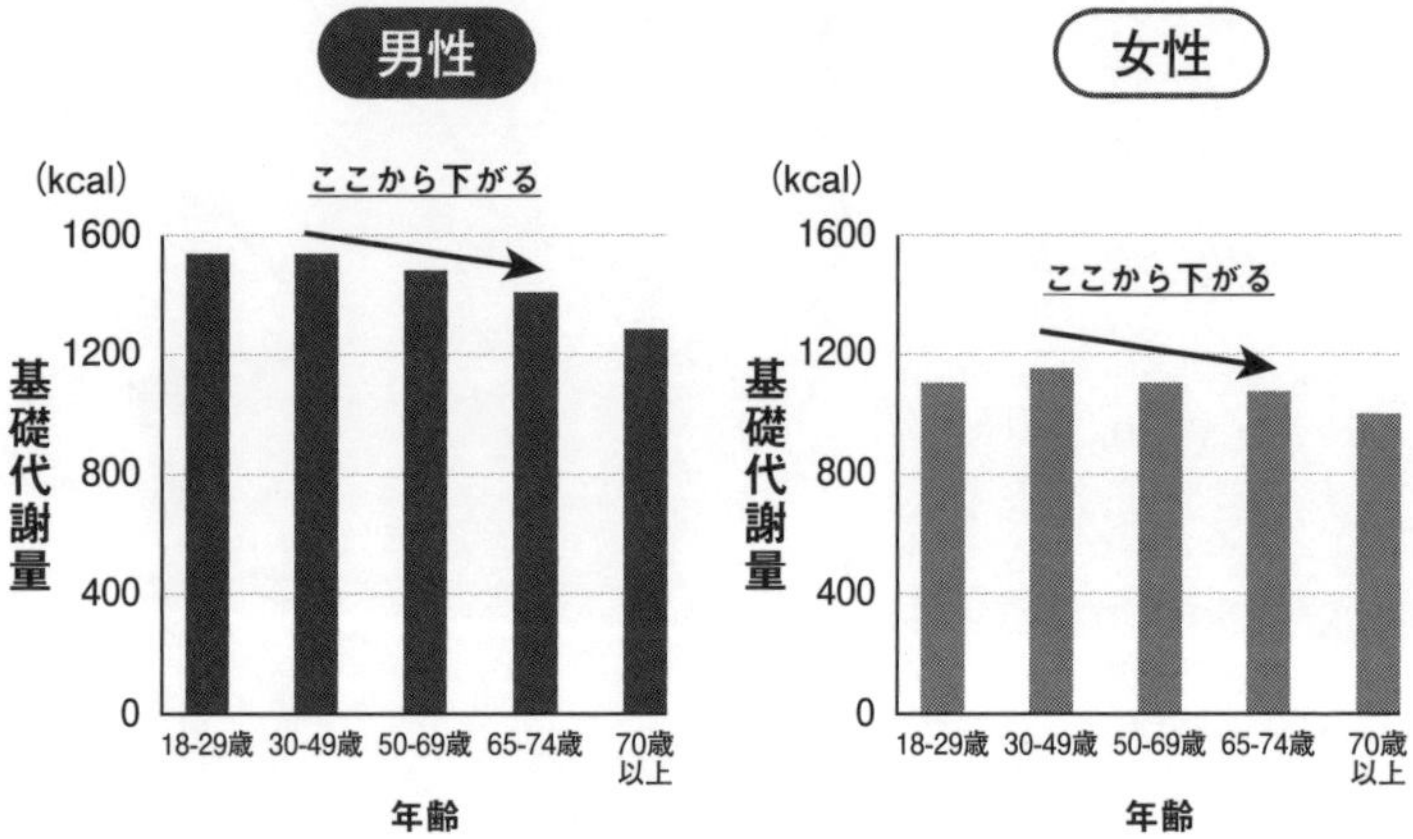

（出典　厚生労働省「日本人の食事摂取基準（2020年版）『参照体重における基礎代謝量』」より作成）

中年になって太りすぎを気にして過度なダイエットを行った結果、筋肉量が減って基礎代謝が落ちてしまい、内臓脂肪の増加につながるケースもあります。

男性も同様で、加齢にともなって内臓脂肪がつきやすくなります。これは筋肉が落ちて基礎代謝量が減るためで、脂肪がエネルギーに変えられずたまりやすくなるからです。

ＢＭＩと生活習慣の
ダブルチェックを

ここで問題になるのが、見た目にわかりやすい皮下脂肪に比べ、**内臓の周りにつく内臓脂肪は外見だけでは判別しにくい**という特徴です。

ただ、いずれの体脂肪も食生活や運動習慣が同じように作用しますから、皮下脂肪の多い人は内臓脂肪も多くなる傾向にあります。

その意味でも、内臓脂肪を推し量る指標のひとつとして、ＢＭＩの値を見てみると良いでしょう。

ＢＭＩは〈体重（kg）÷身長（m）の2乗〉で算出される値で、肥満や低体重の判定によく用いられています。日本肥満学会では、この数字が25・0以上になると「肥満」と定義しています。

図5　BMIによる「肥満度」の分類

BMI	判定
BMI < 18.5	低体重
18.5 ≦ BMI < 25.0	普通体重
25.0 ≦ BMI < 30.0	肥満（1度）
30.0 ≦ BMI < 35.0	肥満（2度）
35.0 ≦ BMI < 40.0	肥満（3度）
40.0 ≦ BMI	肥満（4度）

注1）ただし、肥満(BMI≧25.0)は、医学的に減量を要する状態とは限らない。
注2）BMI≧35.0を高度肥満と定義する。

（出典　肥満度分類（日本肥満学会））

「肥満タイプ」の人は体に負担がかかり関節を痛めやすく、生活習慣病のリスクも高くなるなど、健康を損なう原因にもなるので放置することはよくありません。

体重を落とすとともに脂肪を減らす努力が必要です。

BMIの値はわかりやすいため、日常の生活習慣を改善していく上での指標として活用できます。

ただし、それだけで安心するのは早計です。**注意が必要なのは、BMIが基準値以内であっても、**

内臓脂肪がたまっている「隠れ肥満タイプ」です。

見た目からはわかりにくく、自覚がないことが多いので、気づかないうちに健康を害してしまうことがあります。

ＢＭＩが基準値以内でも、自分の体や体調の変化を感じたら、生活習慣の改善を考えたほうが良い場合があります。

そこで、ひとつの目安として、次ページの「生活習慣でみる内臓脂肪危険度チェックリスト」で確認してみましょう。

図6　生活習慣でみる内臓脂肪危険度チェックリスト

CHECK LIST

- □ 通勤や買い物には車を使う
- □ 休日は家でゴロゴロしている
- □ 日常生活のストレスは多いほうだ
- □ 食事のとき食べるのが早いといわれる
- □ 歯医者通いを途中でやめたままだ
- □ 最近、口臭が気になる
- □ ストレス解消はお酒と食べること
- □ 階段よりエスカレーター、歩くより乗り物を使う
- □ タバコを吸っている
- □ 食後に歯磨きをする習慣がない
- □ 最近便秘がちだ
- □ 1週間の中で決まった運動をしていない
- □ 就寝時刻が午前0時を超えることが多い
- □ お風呂は熱めの湯に入るのが好きだ
- □ 最近、思い切り笑っていない

＊チェックが2個以下＝現状は心配ないでしょう。
これからもこの生活習慣を続けて、定期的な健康診断も欠かさずに。

＊チェックが3～6個＝生活に少し乱れが見られます。
チェックした項目を改善するようにしましょう。

＊チェックが7～9個＝内臓脂肪がたまっていることが懸念されます。
生活習慣の改善が必要です。

＊チェックが10個以上＝かなり危険な状態です。
生活習慣の改善はもちろん、医療機関での健康診断が急務です。

内臓脂肪は命も脅かす危険な脂肪

では、なぜ内臓脂肪が蓄積すると病気にかかるリスクが高まるのでしょうか。

内臓脂肪がたまりすぎると、脂肪細胞から分泌されるホルモンのうち、動脈硬化を抑制するなどの働きのある〝良いホルモン〟が減少し、血管に炎症を起こしたり、血糖を下げるインスリンの働きを低下させるなどの〝悪いホルモン〟が増加していきます。

こうした異常から、動脈硬化を促進するなど体に大きな悪影響をもたらします。**内臓脂肪は目に見えない脂肪だけに油断しがちですが、私たちの命をも脅かす危険な脂肪である**ことを知ってほしいと思います。

内臓脂肪が引き起こす病気の代表的なものには、「脂質異常症」や「糖尿病」、「高血圧」や「動脈硬化」といった生活習慣病があります。がんや認知症、骨粗しょう症といった病気の要因にもなりますから注意が必要です。

内臓脂肪が原因となる代表的な病気や不調

【脂質異常症】

血液中の中性脂肪値が高いと、典型的な「血液ドロドロ」になってしまいます。また血液中の脂肪分（コレステロールや中性脂肪）が多すぎる、あるいは少なすぎるなど、「ＬＤＬ・ＨＤＬコレステロール」のバランスが崩れ、免疫力の低下や動脈硬化など、体への悪影響が懸念される状態をいいます。

【糖尿病】

血液中の糖の量（血糖値＝血液中に含まれるブドウ糖）が慢性的に高くなる病気です。血糖の量を調整するホルモン「インスリン」が不足し、糖によって血管が傷つけられ、動脈硬化が進行してしまいます。放置すると神経障害や視力の低下といった合併症を発症するほか、脳梗塞や心筋梗塞などの病気を引き起こす恐れがあります。

【高血圧】

血圧とは、血液が流れるときに、血管の壁を内側から押していく圧力のこと。血液中の中性脂肪の増加などが原因で、この力が通常より高い状態が続くのが「高血圧」です。高血圧が持続することで動脈硬化が進行し、脳卒中や狭心症、心筋梗塞が引き起こされることもあります。

【動脈硬化】

血管が傷ついて、傷に脂質などが入り込んでしまうと、血管内にプラークと呼ばれるこぶができます。これによって血流が阻害され、高血圧に耐えようとした血管の壁が固くなります。これが「動脈硬化」で、放っておくと血の固まり（血栓）ができ、血管の詰まりや破裂の危険性が高まります。

内臓脂肪が原因で生じることの多いこれらの病気は、10年単位の**長い時間をかけて自覚症状がないまま進んでいく**のが怖いところです。血液検査などで異常の兆候が数値に表れたら、「まだ平気だろう」などと安易に考えるのは禁物です。

異常の進展を防ぐには日頃の生活習慣の改善が必須。本書は、その方法として「口腔ケア」を提案しています。

無理な食事制限はもちろん避けるべきですが、食事の見直しや適度な運動も大切です。しかし、いずれも長続きしない……という方は多いでしょう。

その点、本書で提案する方法は、**すでに行っている歯磨きなどの習慣を少し見直すだけ**なので、手軽に始めることができます。

内臓脂肪を減らすための大事な生活習慣のひとつとして、正しい口腔ケアを取り入れ、口の中をリセットしていくことをおすすめします。

次の章では、なぜ口腔ケアが内臓脂肪を減らすことにつながるのかを説明します。

第2章

「すごい歯磨き習慣」で内臓脂肪が落ちる理由

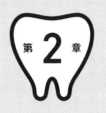

歯周病が悪化すると肝臓に脂肪がつきやすくなる

体のあちこちに悪影響を与える内臓脂肪ですが、一方で内臓脂肪は「落としやすい脂肪」であることは第1章で説明しました。

内臓脂肪になりやすい「糖質」の摂取を控えることや適度な運動のほか、これまでの歯磨きの習慣に本書で提案する「口腔ケア」を取り入れることによって、内臓脂肪を落とすことは十分に可能なのです。

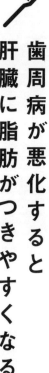

あらためて**「口腔《こうくう》ケア」とは、歯磨きなどで口の中をキレイに保つことだけでなく、口腔機能向上などのリハビリを含んだ幅広い内容を指すもの**です。歯や歯肉はもちろん、舌や口周りの筋肉など様々な部位のケアも含まれます。

具体的な方法は第6章で説明するとして、まずはなぜ、口腔ケアによって内臓脂肪を落とすことができるのか。それをこの章では説明しておきたいと思います。

日頃の口腔ケアが不十分だと、歯周病菌が口の中に生じます。これによって歯周病が悪化すると、免疫系の細胞から「炎症性サイトカイン」という物質が産生されます。

これは、生体内における様々な炎症症状を引き起こす原因因子となるもので、全身をかけめぐって悪さをします。そのひとつが、**インスリンが血液中のブドウ糖を肝臓に取り込むことを阻止する作用**です。

インスリンは膵臓《すいぞう》から分泌されるホルモンの一種で、肝臓にブドウ糖を収めて血糖値を一定に保つ働きを持ちます。そのためインスリンの正常な働きが阻害されると、血糖値が上昇してしまいます。すると、肝臓に脂肪がたまりやすい状態になってしまうのです。

肝臓に脂肪がたまると、脂肪肝《しぼうかん》という病気を引き起こします。脂肪肝は異《い》所性《しょせい》脂肪が肝臓に蓄積する病気で、20％以上脂肪がたまった状態をいいます。

なんと、今や**日本人の３人に１人が脂肪肝**といわれています。

脂肪肝が悪化すると、全身が肥満体質になりやすくなるという研究も発表されています。ちなみに近年増加している脂肪肝はむしろ、お酒を飲まない人に多く発症しています。肝機能が低下すると、数十年かけて肝炎や肝硬変、肝臓がんへと進行していくことがあるため注意が必要です。


そもそも脂肪肝の進行の裏側では、内臓脂肪の増加が起こっているということは1章で説明しました。内臓脂肪の蓄積が限界に達することで、ためきれないエネルギーが異所性脂肪として肝臓にもたまっていくのです。

つまり、**口腔ケアを十分に行って歯周病菌を防ぐことは、内臓脂肪の増加を抑え、脂肪肝を防ぐことにつながる**ということです。

歯周病の人は将来メタボになりやすい

メタボリックシンドローム（通称メタボ）は、肥満の中でも糖尿病や脂質異常症などの生活習慣病との関わりが深い内臓脂肪型肥満で、さらに血糖値、血中脂質、血圧のどれか2つ以上に異常が見られる状態です。

メタボの要因はズバリ、内臓脂肪の蓄積です。内臓脂肪がたまると、肥満細胞から様々なホルモンが分泌され、それにより糖尿病や高血圧などが引き起こされ、動脈硬化が進みます。

じつは、この**メタボリックシンドロームにも、歯周病が関わっている**のです。

一見、何の関係もないように思われるかもしれませんが、じつは意外な関係があります。

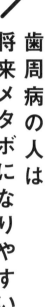

図7　メタボリックシンドロームと判定される人とは

必須　おへその位置での腹囲

男性:85cm以上　女性:90cm以上

＋

A 血糖

空腹時血糖
110 mg /dl 以上

B 血圧

収縮期血圧
130mmHg 以上

拡張期血圧
85mmHg 以上

どちらか、または両方

C 血中脂質

中性脂肪
150 mg /dl 以上

HDL コレステロール
40 mg /dl 未満

どちらか、または両方

A B C のうち２つ以上に該当

（出典　「よくわかる検診・人間ドッグガイド」）

歯周病とメタボリックシンドロームの両方に共通する危険因子は、肥満と糖尿病です。肥満と糖尿病の両方がある人は、歯周病にもメタボリックシンドロームにもなりやすいといえます。そして、**歯周病にかかっている人は、今は健康でも、数年後にメタボリックシンドロームを発症するリスクが高い**と考えられているのです。

　つまり、歯周病を予防することはメタボリックシンドロームの発症予防につながるということです。

メタボリックシンドロームの予防・解消には、たまった内臓脂肪を減らすことが不可欠だということは、すでに多くの方が知っていることだと思いますが、今後はさらに、歯周病を防ぐための口腔ケアが大切であることをぜひ認識してほしいと思います。

歯周病菌が筋肉を脂肪化する⁉

口腔ケアの不十分さが内臓脂肪を増やすことにつながる、もうひとつの要因を説明しましょう。

２０２０年に、「歯周病の原因菌が骨格筋に脂肪をつける」という論文が発表されました。歯周病の原因菌が全身をめぐり、腸内細菌叢《ちょうないさいきんそう》（個々の菌が集まって構築している複雑な微生物生態系のこと）を変えることで骨格筋の代謝異常が起こり、**「筋肉の脂肪化」を促してしまう**可能性が示唆されたのです。

筋肉に脂肪がつくと、筋肉は「霜降り化」して機能を落としてしまいます。とくに「骨格筋」は余ると脂肪になるブドウ糖を取り込み、エネルギーとして消費する「糖代謝」でも重要な役割を担っています。この骨格筋の機能が低下すれば、脂肪が燃えにくくなり、どんどん太りやすくなってしまいます。

つまり、歯周病菌によって骨格筋が脂肪化すると、その結果、筋力の低下や肥満を促してしまう可能性が明らかにされたわけです。


筋力が落ち、しかも肥満という体になってしまうとどうなるでしょうか。おのずと運動不足になり、代謝も落ちてしまいます。その結果、内臓脂肪が増えるという負のスパイラルが生じていくわけです。

「つい疲れて歯磨きをせずに寝てしまうことがある」「就寝前しか歯を磨かない」という人は少なくないかもしれません。そうした**不十分な口腔ケアが脂肪の燃焼を滞らせ、肥満を加速させている**可能性があります。

これまでの習慣を見直して正しい口腔ケアを行えば、歯周病菌を寄せ付けない状態が口の中にでき、太らない体づくりにつながります。

内臓脂肪を減らすには「噛む力」が強力な武器になる

ここまで、口の中の状態が健康に与える影響について説明してきましたが、本書のテーマである「内臓脂肪の減少」と口腔ケアの関連をみたとき、大事なキーワードになるものがもうひとつあります。

それが、**「噛む力」**です。

十分に噛んで食べることで、糖質の吸収を遅らせることができ、ひいては内臓脂肪の減少にもつながります。口腔ケアは、この「噛む力」を十分につけることにもつながります。

ここであらためて、「よく噛んで食べる」ことのメリットをまとめてみましょう。

よく噛んで食べることのメリット

◇**唾液の分泌を促す…**唾液には口の中を殺菌し、自浄作用により歯周病を予防する働きがあります。

◇**食べ物の消化を助ける…**よく噛むことで、消化酵素であるアミラーゼが分泌され、消化を促します。

◇**肥満を予防する…**十分に噛んで食事をすると、脳では「神経ヒスタミン」という物質が分泌されます。これによって満腹中枢や交感神経が刺激され、満腹感が得られます。神経ヒスタミンは脂肪の分解と合成抑制にも作用するため、余計な脂肪をつけたくない人にとって重要な物質といえます。

◇**歯を丈夫にする**…よく噛むことで唾液がしっかり分泌されると、唾液の再石灰化作用により、唾液中のカルシウムイオンとリン酸イオンを補給し、エナメル質を元の健康な状態に戻します。

◇**老化を防ぐ**…よく噛むことで分泌される唾液には、「パロチン」というホルモンにより肌や筋肉、内臓の代謝を活性化させる働きがあることが確認されています。

図8　よく噛むことのメリット

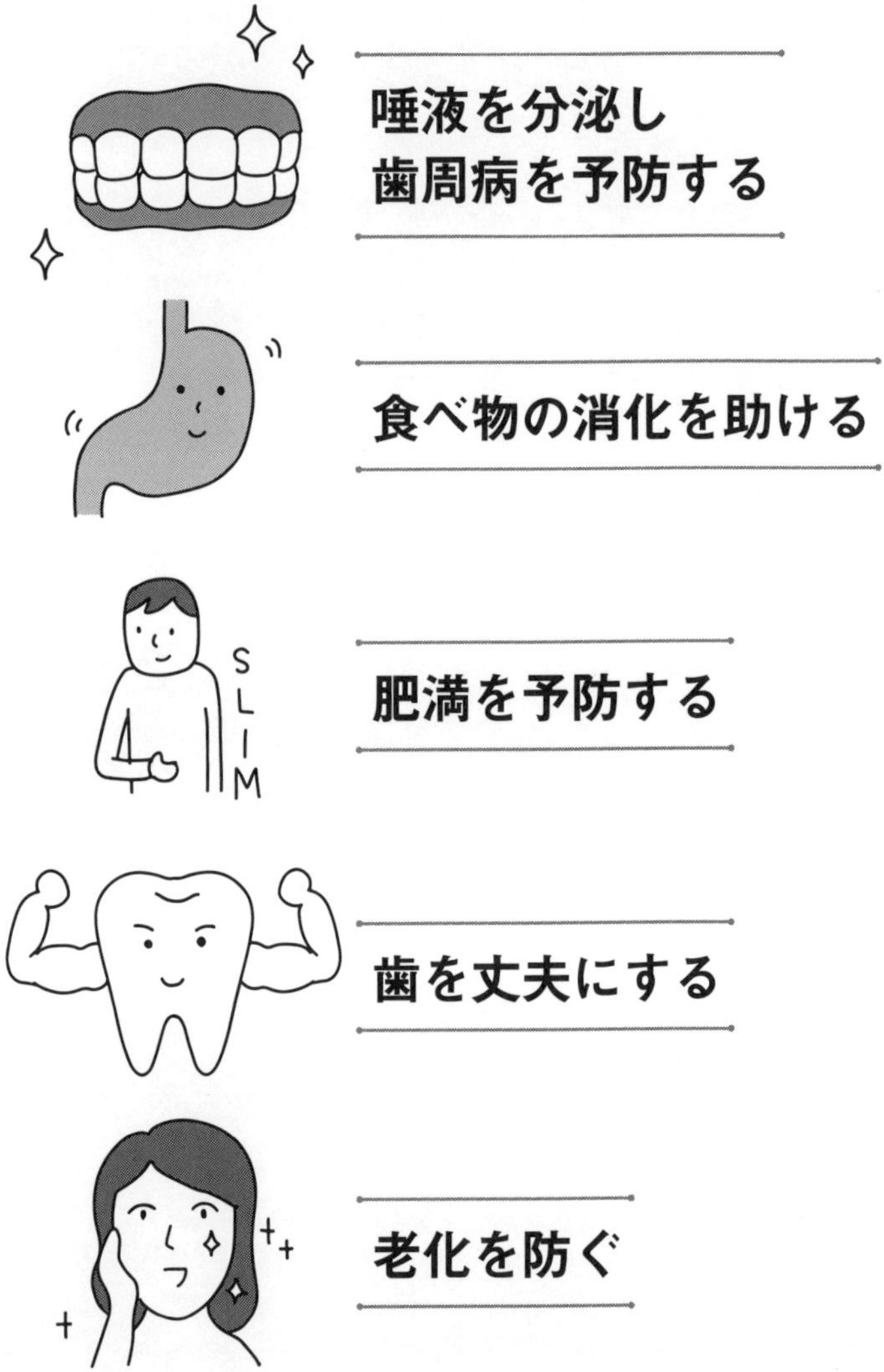

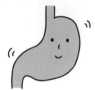

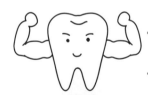

日本人は世界有数の「早食い」民族

日本人は世界でもトップクラスの「早食い」民族です。5分や10分で昼食を済ませてしまう……という方も少なくないようです。

2010年春の時点で〝肥満と判定されなかった〟岡山大学の新入生1314人を対象に、3年後の2013年にどう変化したのかを調査した結果、「早食い」の人の肥満リスクは4・4倍に上昇していました。

また、2019年に新生銀行がビジネスマンを対象に行ったアンケートでは、昼食の時間は男性が平均21分、女性が28分でした。いかに慌ただしく、食事を済ませているかがわかります。

ちなみに、**食べてから脳の中枢に信号が送られて満腹感を感じ始めるまで**

には、約20分かかるといわれています。男性の平均である21分で食べ終わってしまうと、満腹感が得られず食べすぎてしまい、肥満の原因になります。

また、食後は血糖値が上がり、それを抑えるために膵臓からインスリンが分泌されます。早食いをすると血糖値が急上昇し、短時間で働こうとする膵臓に大きな負担がかかります。

その結果、インスリンの分泌量が減るなどの問題が生じ、内臓脂肪がつきやすい体になってしまうのです。


街にはハンバーガーや牛丼、立ち食いそばなどのファストフード店が並んでいます。忙しいビジネスマンにとってはうれしい存在かもしれませんが、一方で早食いには多くのデメリットがあります。

適切な口腔ケアをするとともに、よく噛んでゆっくり食べることは必ず身につけたい習慣です。

「オーラルフレイル」は30代から始まっている

口には重要な機能として、「噛む」「飲み込む」「しゃべる」の3つがあります。「オーラルフレイル」とは、これらの機能が低下した状態のことです。英語で**「オーラル」は「口腔」、「フレイル」は「虚弱」という意味で、つまりは口腔機能の衰えのこと**をいいます。

オーラルフレイルは、いくつかの段階を踏んで進んでいきます。高齢になると顕著になりますが、**自覚症状がなくても30代後半あたりから始まっているる**ので注意が必要です。

口の健康とは、虫歯にならない、歯周病にならないといったことにとどまりません。口の中や周辺には歯だけではなく、歯周組織や舌、口周りの筋肉

図9　オーラルフレイル期

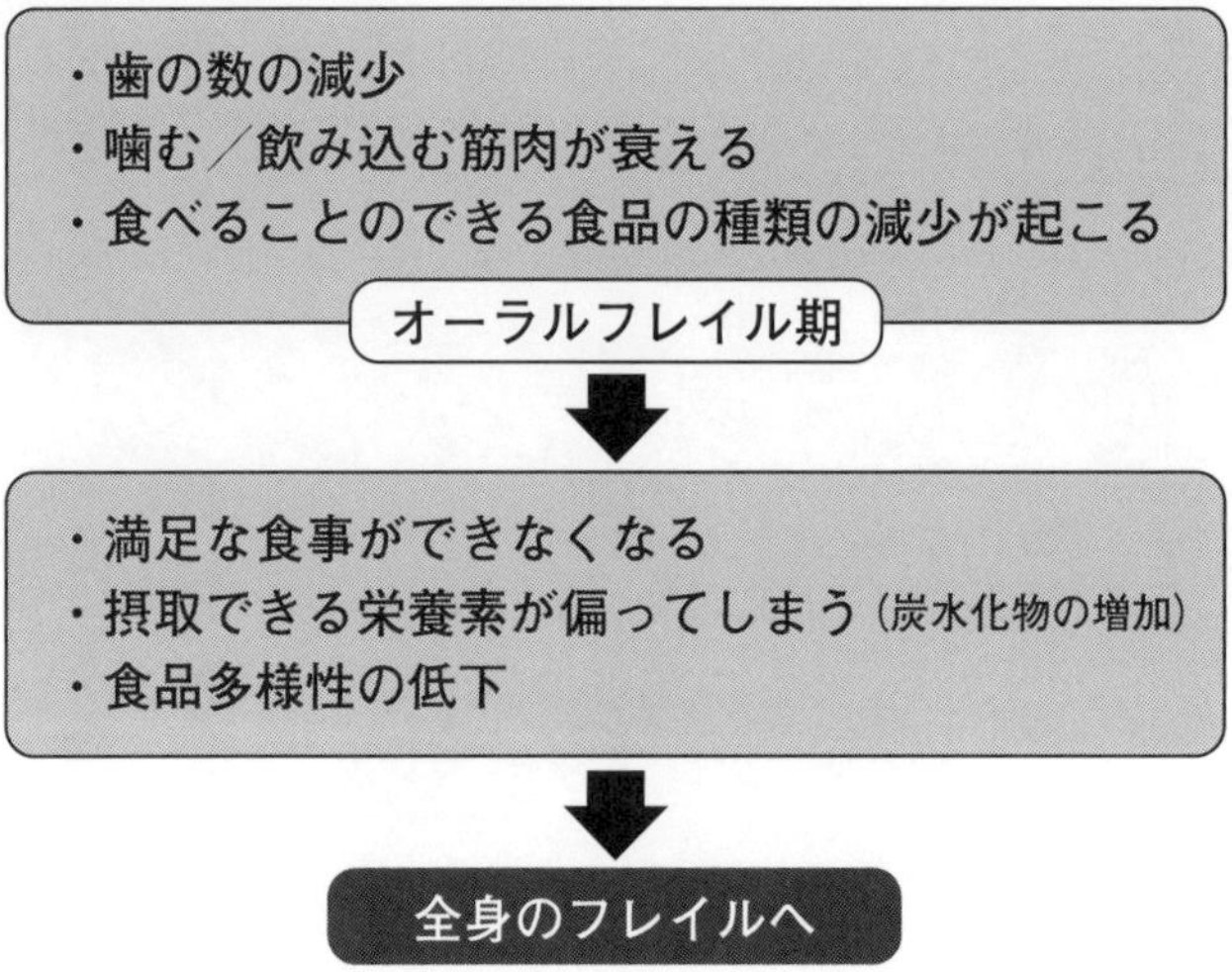
・歯の数の減少
・噛む／飲み込む筋肉が衰える
・食べることのできる食品の種類の減少が起こる
オーラルフレイル期
・満足な食事ができなくなる
・摂取できる栄養素が偏ってしまう（炭水化物の増加）
・食品多様性の低下
全身のフレイルへ

などがあり、唾液も出ています。これらすべてが、口、そして体全体の健康に関わっているのです。

オーラルフレイルになると、「食」に関して重大な影響を与えてしまいます。

具体的には、飲食時にむせてしまう、飲食物をこぼしてしまう、硬いものが噛めなくなる……といった状態を引き起こします。とくに前の項で説明したように、「噛む力」は重要で、食べ物をよく噛めなくなると固い食品を避けるようになり、噛みやすい炭水化物の摂取量が増え、栄養摂取バランスの崩れにつながります。結果、内臓脂肪の増加や肥満に見舞われます。

また、脳内にある「神経ヒスタミン」という物質は食欲を抑え、エネルギーを消費させる働きを持っています。**神経ヒスタミンは「噛む」ことで活性化する**ことがわかっているので、「よく噛む」ことは肥満の予防法として重視されています。

オーラルフレイルの予防が身体的フレイルも予防する

高齢化社会の進展にともなって、「オーラルフレイル」の問題がクローズアップされてきました。大切な問題ですので、もう少し詳しく述べておきたいと思います。

何歳になっても、噛み砕く（咀嚼《そしゃく》）、飲み込む（嚥下《えんげ》）といった口の機能は、食べ物を美味しく食べるためには欠かせないものです。また、唾液が十分に出ているか、うまく舌が動くか、噛み合わせに問題がないかなど、**わずかな口の機能の低下が生活の質に大きく関わってきます**。

口腔機能のわずかな低下や食習慣の偏りなどを含め、病気ではないものの口腔機能が低下していく「オーラルフレイル」の予防は、健康寿命を延ばすためにも非常に重要なのです。

口の健康への意識が低下すると、定期的な歯科検診を受けなかったり、セルフケアがおろそかになったりして、歯を失うリスクが高まります。次に、滑舌の低下、食べこぼし、噛めない食品の増加、飲み物のむせ、口臭など口の些細なトラブルが増えると、食事内容が限られたり、食欲が低下したりする原因になります。

また、口が渇いたり、噛み合わせが悪くなったり、噛む力や飲み込む力が衰えたりすると、低栄養や身体的フレイルにつながります。さらに、咀嚼や嚥下など食べる機能に支障が出てくると、十分な栄養が摂れなくなり、体の機能にも障害が出て、要介護につながりかねない状態になっていきます。

さらに、**筋量・筋力の低下（サルコペニア）や運動器機能の低下をもたらす身体的フレイルの前段階がオーラルフレイル**でもあります。

ある調査によると、オーラルフレイルの人が抱えるリスクは、オーラルフレイルでない人に比べて、身体的フレイルが2・4倍、サルコペニアが2・1倍、要介護認定が2・4倍などと高く、心身の活力が低下して生活機能全般が衰えやすいと考えられています。

このように口腔機能の衰えは、内臓脂肪の増加につながることにとどまらず、全身の健康と大きな関わりを持っているのです。歳のせいだからと放置したり、適切な対応を行わないままにしたりすることで、体全体の機能低下にまでつながる負の連鎖が生じてしまいます。

しかし、逆に**オーラルフレイルを予防すれば、身体的フレイルも予防することができる**のです。

毎日の歯磨きなどの習慣で口の中を清潔にするのはもちろん、噛む力や飲み込む力、話す力を高めるトレーニング（171ページ～参照）もプラスすることがおすすめです。

第3章

気づかないうちに
進行する!?
怖～い病気「歯周病」

日本人の8割以上がかかっている「歯周病」

これまで歯周病菌のことに触れてきましたが、あらためて歯周病は、初期段階を含めると日本人の成人の80％以上がかかっている身近な病気です。にもかかわらず、「歯周病とはどんな病気か？」と聞かれると、うまく答えられない人が多いのではないでしょうか。

歯周病とは、細菌の感染によって歯の周りにある歯周組織に炎症が起き、歯周組織を破壊していく病気です。後のページで詳しく説明しますが、**歯周病菌が生じる直接的な原因は、歯に付着する細菌やその代謝物の塊＝プラーク**です。

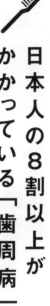

図10　4㎜以上の歯周ポケットを持つ人の割合

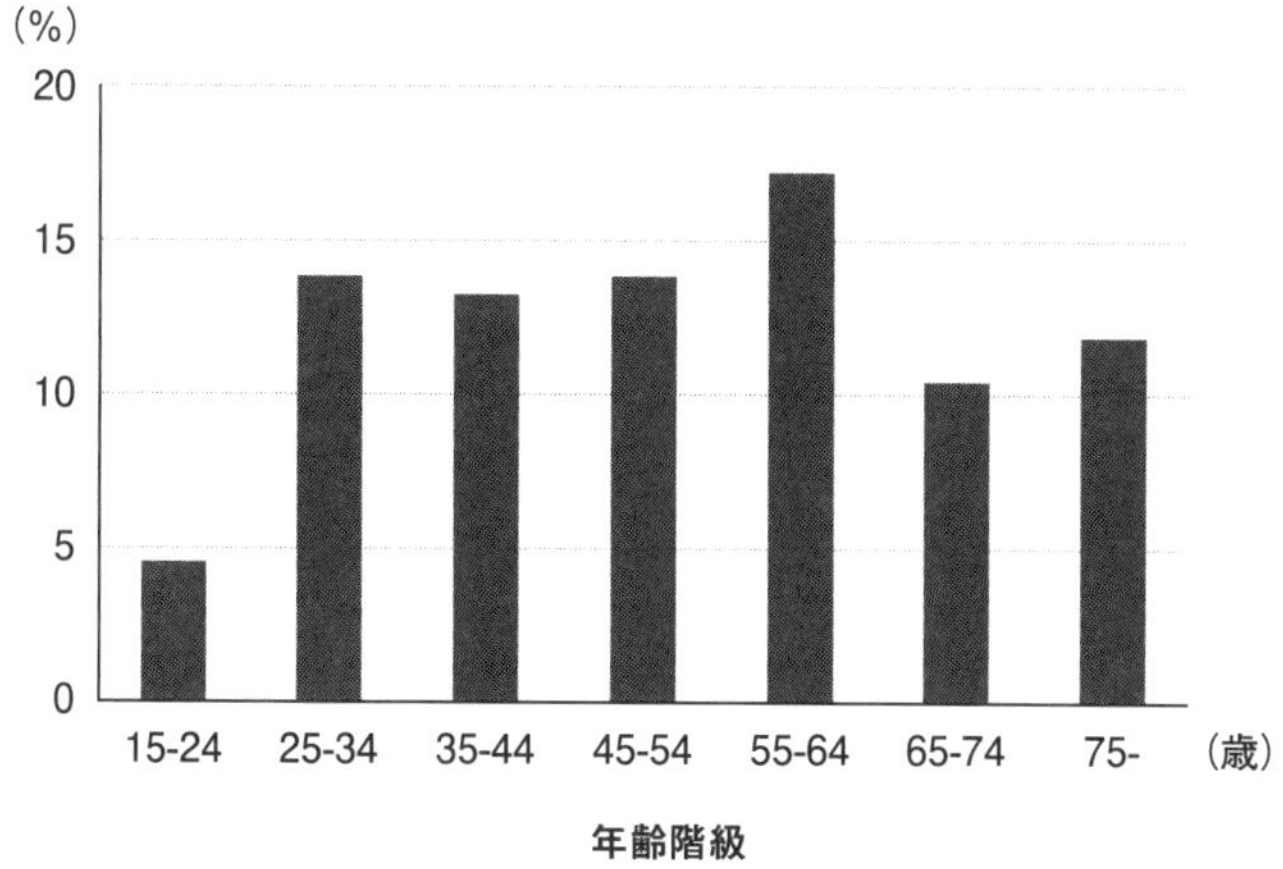

（出典　厚生労働省「歯科疾患実態調査」）

歯周病菌のほとんどは、嫌気性菌で酸素が苦手という特徴があります。歯と歯肉の間の歯周ポケットは酸素の少ない場所で、歯周病菌の格好の棲《す》み処《か》となり、これが歯周病の原因となるわけです。

健康な歯肉の場合、溝の深さは1～2ミリで歯肉溝と呼ばれますが、歯槽骨《しそうこつ》など歯周組織が破壊されることで溝が深くなります。これを**「歯周ポケット」**というのです。

歯周病の目安である4ミリ以上の歯周ポケットを持つ人は年齢を重ねるにつれて増加し、45歳以上でほぼ

図11　歯を失ってしまう原因

第１位
歯周病：37.1%

第２位
う蝕（虫歯）：29.2%

第３位
破折（歯が割れる）：17.8%

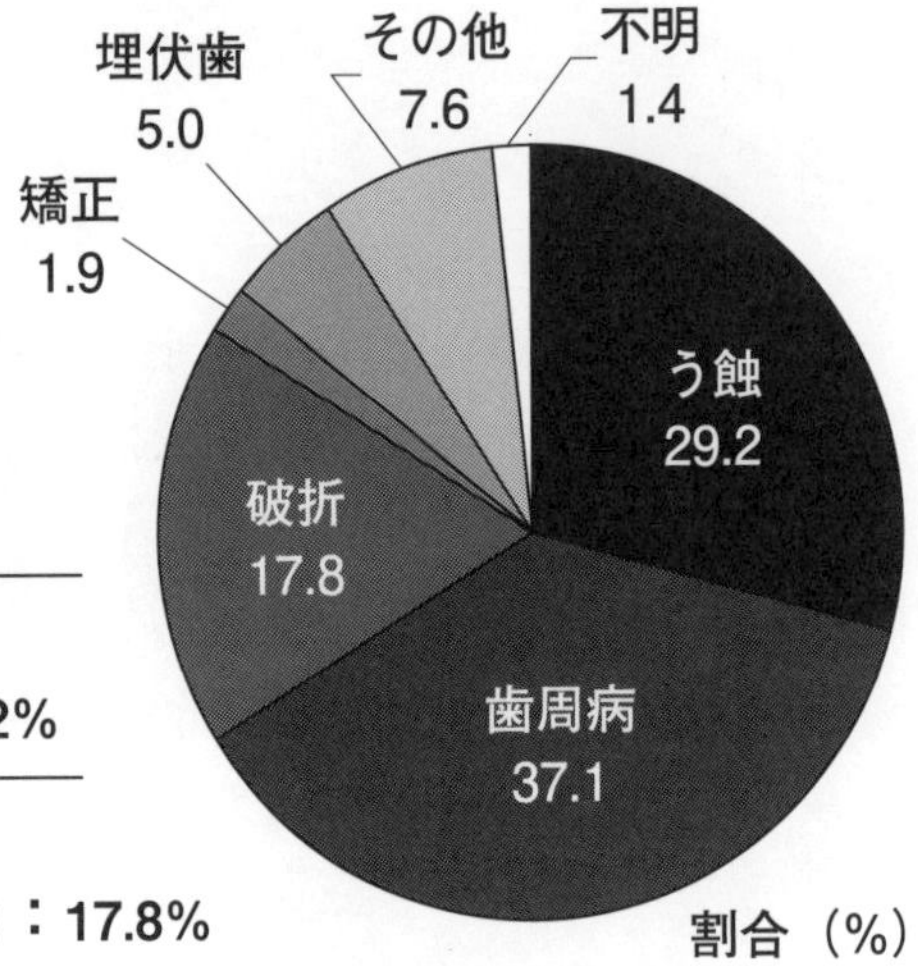

（出典　公財）8020推進財団、第2回永久歯の抜歯原因調査（2018））

50%を超え、**35歳以上の大人の約8割が歯周病を抱えています**（図10）。

歯周ポケットが深ければ深いほど歯周病が進行しており、病気になる割合も高くなります。できるだけ早いうちに口の中の状態を把握し、「プラークコントロール」を行う必要があります。

歯を失う原因としてもっとも多いのがこの歯周病であり、また内臓脂肪を増加させる原因のひとつになるのも歯周病菌です。

この章では、歯周病という病気の

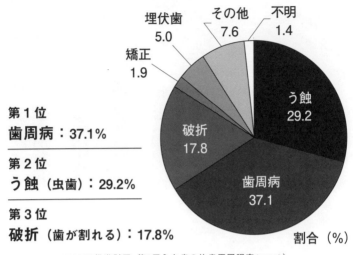

本当の恐ろしさを知ってほしいと思います。

歯周病は気づかないうちに進行する

歯周病の怖さのひとつは、病状が静かに進行することです。**初期の歯肉炎（歯肉に炎症が生じる病気）の段階では、痛みもほとんどなく自覚症状がありません。**そして気がついたときには、かなり悪化しているケースが多いのです。

1989（平成元）年から厚生労働省と日本歯科医師会が推進している「8020《ハチゼロニーゼロ》運動」は「80歳になっても20本以上自分の歯を保とう」という運動です。

人間の永久歯は28本で年齢とともに健康な歯は減るものですが、80歳で20本以上の歯があれば食べることに困らずに生活できます。

図12　歯周病の進行

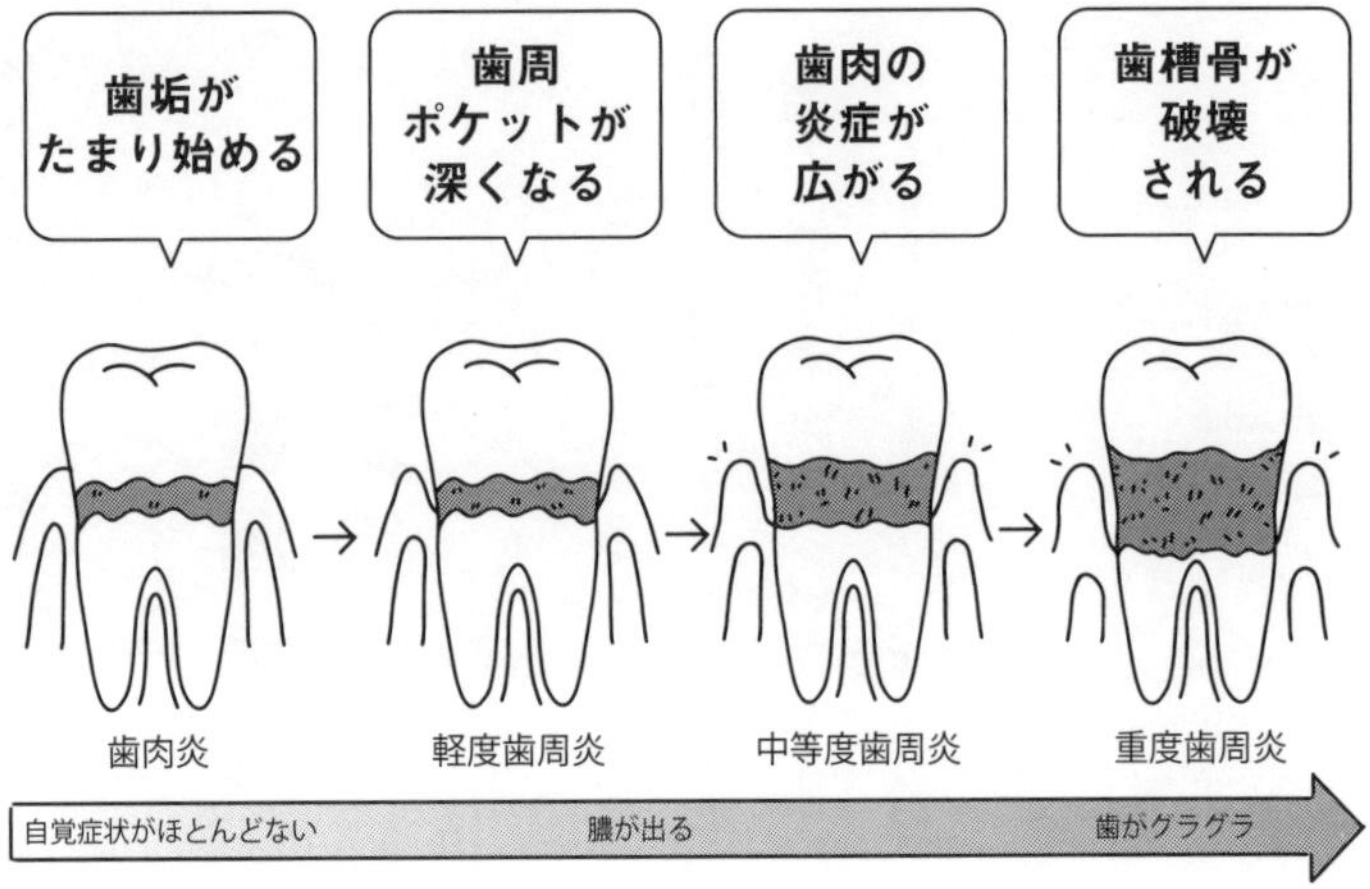

この運動が始まった１９８９年当時は、80歳で20本以上の残存歯数がある人は7％程度で、平均残存歯数は4〜5本でした。

それが約30年間のうちに素晴らしい成果を上げ、２０１６年の調査では75〜84歳の51・2％と半数以上の人が「80歳で20本」を達成しています。そしてこれは、今後も増加することが予測されています。

実際、高齢者施設に入所している人の中でも総入れ歯の人は減っていて、若いうちから歯のメンテナンスをきちんと行い、多くの歯が残っている人は総じて見た目も若々しく、持病などもなく健康的な人が多い傾向があるように感じます。

歯周病は日頃から丁寧な歯磨きや、定期的な歯科検診などを受けて、原因であるプラークや歯石を除去することで予防できます。

今のところ自覚症状はないという人も、決して安心はできません。まずは次ページの「歯周病セルフチェック」で、自分の口の中の健康状態を確かめてみましょう。

図13　あなたの口の中は大丈夫？
歯周病セルフチェック

CHECK LIST

全体
- □ 口臭を指摘された・自分で気になる
- □ 朝起きたら口の中がネバネバする
- □ 歯磨き後に、毛先に血がついたり、すすいだ水に血が混じることがある

歯肉の症状
- □ 歯肉が赤く腫れてきた
- □ 歯肉が下がり、歯が長くなった気がする
- □ 歯肉を押すと血や膿が出る

歯の症状
- □ 歯と歯の間に物が詰まりやすい
- □ 歯が浮いたような気がする
- □ 歯並びが変わった気がする
- □ 歯が揺れている気がする

判定

【チェックが４～５個以上の場合】
中等度以上に歯周病が進行している可能性があります。
早めに歯周病の治療を受けましょう。

【チェックが１～３個の場合】
歯周病の可能性があるため、軽度のうちに
治療を受けましょう。

【チェックがない場合】
無症状でも歯周病が進行することがあるため、
１年に１回は歯科検診を受けましょう。

（出典　日本臨床歯周病学会』）

手入れをしていない口の中は肛門よりも汚い!?

歯周病の主な原因になるものとして、**「プラーク（歯垢《しこう》）」**が挙げられます。歯磨きが不十分だったり、甘いものを必要以上に摂取したりすると、口の中にネバネバとしたプラークが発生します。

プラークは白、または黄白色の粘着性の沈着物で、歯に付着した細菌が繁殖したものです。歯周病菌をはじめとする多くの細菌とその産生物から構成され、食べカスや唾液などを栄養源に細菌が増殖していき、その細菌が出す毒素によって歯肉に炎症が生じてしまいます。

食後8時間程度で口の中にできるといわれ、プラーク1mgあたりには1億個もの細菌が存在しています。口の中全体では７００種以上、１０００億個以上もの細菌が棲みついており、手入れが行き届いていない人の場合、細菌の数は1兆個を超えるといわれます。その数は肛門にいる細菌数よりも多く、驚くことに**プラーク1g中の細菌数と便1gあたりの細菌数は同程度**という説もあるほどです。

なお前述のように、歯周病菌のほとんどは、酸素の少ない場所を好みます。「歯周ポケット」や「舌乳頭《ぜつにゅうとう》」（舌の表面に見られる粘膜の突起）といった溝の中は格好の棲み処なのです。

プラークが歯石になると、セルフケアでは太刀打ちできない

プラークはバイオフィルムとも呼ばれ、**粘着性が強く、うがいや簡単な歯磨きくらいでは落とせません**。丁寧にブラッシングをし、とくに歯と歯の間

にたまった場合は歯間ブラシにデンタルフロスなども併用して、念入りに除去する必要があります。

「自分は毎日、歯磨きをしているから大丈夫」と思うかもしれませんが、大半の人には磨き残しがあります。とくに、歯並びが悪い部分や、歯に合わない被せものがある部分は歯磨きが不十分になりやすく、磨き残しからプラークがつきやすくなります。

また、口で呼吸する癖があると、口の中が乾燥した状態になりプラークがたまりやすくなります。

そもそも歯周病菌などの細菌は口内に常に存在する常在菌なので感染を100％防ぐことはできませんが、プラークの有無によって増殖しやすい環境とそうでない環境になるのとでは、結果が大きく違ってきます。

プラークが残ったまま放置していると、唾液に含まれるカルシウムやリンなどの成分と結びついて約2～3日で石灰化し、やがて歯石になります。

歯石が一度ついてしまうと、歯ブラシでは落とせません。そのままにしていると歯石の上にも歯垢がつき始め、歯肉の炎症などを引き起こします。歯石になってしまうとセルフケアでは除去できなくなり、炎症が抑えられなくなりますので、歯科医院での治療やクリーニングを行う必要があります。

プラークを取り除くには歯ブラシを正しく使うだけではなく、デンタルフロスや歯間ブラシなどの適切な使用がおすすめです（149ページ参照）。また、定期的な歯科検診を受け、口の中をチェックしてもらいましょう。

生活習慣に潜む歯周病を進行させる様々な敵

プラークのほかにも、歯周病を進行させる原因となるものはたくさんあります。

たとえば、タバコを吸うと、煙に含まれる一酸化炭素とニコチンによって歯の周辺の血液循環が妨げられるほか、ヤニで汚れた歯は歯垢が付着しやすくなります。寝ている間など無意識にしてしまう歯ぎしりやくいしばりは歯や歯肉に強い力がかかり、炎症が起こりやすくなります。

合わない入れ歯を使っていると、支えとなる歯に力が加わり、炎症の原因に。不規則な食習慣、ストレス、全身の病気、薬の副作用などが原因で体の抵抗力が弱まり、歯周病が発症・進行しやすくなることもあります。

近年、こうしたさまざまなリスクファクターが歯周病を引き起こしたり、悪化させたりすることがわかってきました。

歯周病を予防・改善していくには、口腔ケアとあわせて、生活習慣や日頃の活動を見直し、全身の健康状態を整えていくことも大切です。

口の中の細菌やウイルスは万病の源

あらためて、口は非常に敏感な組織です。また、**口の中は全身の中でも微生物、細菌などがもっとも多く存在している場所**でもあります。歯周病菌などの口腔内細菌は、直接命を脅かすことはありません。とはいえ、軽視していると、口の中だけにとどまらず全身に影響を及ぼし、重篤な病気を引き起こすリスクがあるのが怖いところです。

歯周病を放置しておくと、歯周病菌が出す毒素や、歯周病の病巣で出される炎症性サイトカインなどの炎症物質が歯肉から血管内に入り込み、気づかないうちに様々な病気の原因になることが明らかになっています。

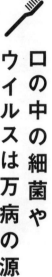

図14　歯周病の原因となるもの

- 糖尿病　●喫煙　●歯ぎしり、くいしばり、噛みしめ
- 不適合な冠や義歯　●口呼吸などの口腔習慣
- 不規則な食習慣　●ストレス　●薬の長期服用
- 全身疾患（糖尿病、骨粗しょう症、ホルモン異常）
- 部分的に歯がない（歯があるほうで噛むため負担が増加し、歯周病を部分的に進行する）
- 両親が若いときから入れ歯だった
- 口で呼吸することが多い
- 免疫抑制剤を飲んでいる、あるいは免疫低下の状態　など

具体的に指摘されているものには、糖尿病、非アルコール性脂肪肝炎（NASH）、脳卒中、心臓病、口腔がん、誤嚥《ごえん》性肺炎、メタボリック症候群、認知症など。

こうして挙げてみると、**日本人の死因の上位を占める病気**がズラリと並んでいます。

女性の早産や低体重児出産、骨粗しょう症、関節リウマチなどのリスクが高まるとの報告もあります。さらに、免疫が関係する炎症性腸疾患、大腸がん、膵臓がんなどとの関連も指摘されています。

口の中の手入れがしっかりできていなかったり、何らかの要因で唾液が減少したりしたことで増殖した**口内の細菌やウイルスは、まさに万病の源となっているといっても過言ではない**のです。

この章で、内臓脂肪と深く関わっている「歯周病」とは何かについて説明してきました。今挙げたように、歯周病は全身の病気に関わることが知られています。

次の章では、歯周病や歯周病菌が影響して起こる様々な病気や体の不調についてて説明していきましょう。

第4章

口は万病のもと!
「歯周病」が起こす
病気のリスク

離れていても影響しあう
ふたつの「フローラ」

内臓脂肪はその名のとおり、内臓の周囲、主に腸などの消化管を固定している膜にたまる脂肪です。これを減らすためには、日頃の歯磨き習慣を見直し、正しい口腔ケアをしていくことが大切だということは、すでにご説明しました。

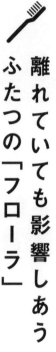

近年では、さらに口の中と「腸の中」にも密接な関連があることがわかってきました。口と腸は離れた位置にありますが、お互いに関連しあっていて、**口の中の状態が腸の状態にも関わっている**のです。

近年、話題になる機会の増えた「腸内フローラ」とは、細菌叢《さいきんそう》（細菌の集団）を顕微鏡で見たときに「フローラ（花畑）」のように見えることから名づけられたものですが、私たちの口の中にも大きな細菌叢があり「口内フローラ」と呼ばれています。

私たちの体の中に棲んでいる細菌は、大まかに「善玉菌」「悪玉菌」「日和見菌」の3種類があります。それぞれが占める割合は人によって異なりますが、一般的に善玉菌20％・悪玉菌10％・日和見菌70％くらいが理想とされています。善玉菌が優勢になると健康に良い働きをしますが、悪玉菌が優勢になると不調を引き起こしやすくなります。

日和見菌はもっとも高い比率を占める細菌で、健康なときには悪さをしませんが、健康状態が悪くなると暴れ始め、悪玉菌の味方につき始めます。そのため、できるだけ善玉菌が優勢なフローラにしていくことが大切です。

口内フローラの環境が悪く、歯周病の代表的な原因菌のひとつであるPg菌が増殖して口から消化管へ流れ込むと、一部が胃酸で殺菌されずに生き残っ

図15　口内フローラと腸内フローラ

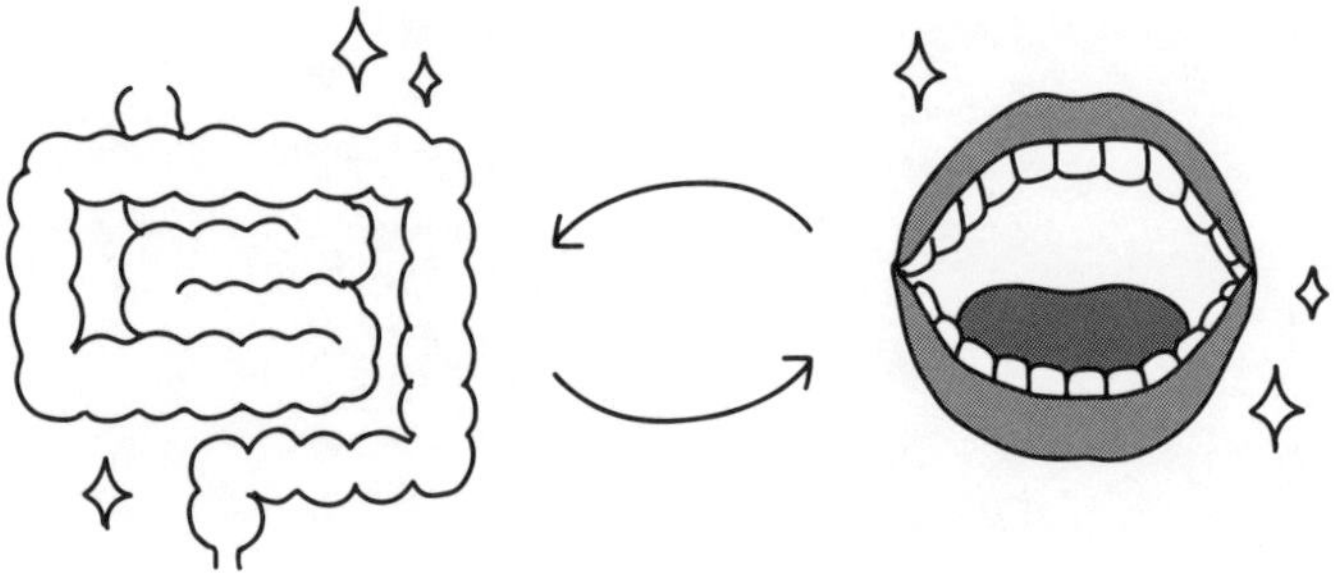

口と腸は遠い位置にあるものの、ひとつの管でつながっています。そのためお互いに関連しあい、口内の状態が腸内にも密接に関係しています。

て腸までたどり着き、腸内フローラのバランスを崩してしまうことがわかっています。

逆に、腸内フローラの環境が悪化すると、有害物質の侵入を防ぐ腸の粘膜バリア機能が低下します。すると、免疫力も低下し、感染症にもかかりやすくなるため、歯周病菌が増えやすい環境となり、口内フローラの状態も悪くなります。

このように、口内と腸内の環境は切り離せない関係にあるのです。

腸内フローラが悪化すると、大腸がん、乳がんなどの悪性腫瘍、糖尿病、肥満などの糖代謝疾患や認知症、そして花粉症やアトピー性皮膚炎などのアレルギー性疾患や関節リウマチのような自己免疫疾患、うつ病などの心の病気までを引き起こすという報告もあります。

日々の歯磨きをきちんと行う、歯科医院での定期的なケアを受けるなど、**プラークコントロールを行うことで口内フローラが改善すると、歯周病菌が体内に入りこむリスクが減り、腸内フローラの状態も良好に保つことができる**のです。

歯周病予防で下げる「がんリスク」

歯周病が関連する病気の中には、日本の国民病といわれている「がん」も含まれます。**歯周病がいろいろな種類のがんのリスクを増加させる可能性が**

指摘されていて、現在も研究が続けられています。

海外の論文で「歯周病がある人はそうでない人と比べて、食道がんリスクが43％、胃がんリスクが52％上がった」との報告があります。国内においても、２０２０年に発表された東京医科歯科大学の研究で、特定の歯周病菌が食道がん発症のリスクに関与していることが突き止められています。

食道がんは早期診断が難しいため進行した状態で見つかることが多く、浸潤や転移の頻度も高いがんです。全国がんセンター協議会（全がん協）による生存率調査では、全症例で実質5年生存率が約44％と、胃がんの約68％と比べて低い状態です。

また、胃がんはヘリコバクター・ピロリ菌が最大の原因といわれていますが、近年の研究論文では「歯肉の中の汚れや唾液中からピロリ菌が検出・分離される」「胃のピロリ菌を除菌した後の口の中を調べた結果、ピロリ菌検出率は60％であった」などの報告があります。

ほかにも、海外の研究チームの発表によると、歯周炎と呼ばれる重度の歯周病の人は、軽度または歯周炎がない人と比べ、肺がんや大腸がんのリスクも上がっていました。

歯周病菌は胃酸もすり抜ける？

歯周病菌は歯肉の毛細血管に入り込み、血流にのって全身をめぐる経路が知られています。しかし、がんについては**食べ物と一緒に歯周病菌が飲み込まれることで、食道、胃などへ到達し、がんリスクを押し上げている可能性**が考えられます。

かつては胃へ運ばれた歯周病菌は胃酸で死滅すると考えられていましたが、どうやらその一部は生き延びるらしいということがわかってきました。

胃酸をすり抜けて十二指腸に到着した歯周病菌は、大腸までたどり着くこ

図16　がん予防につながるオーラルケア8カ条

❶1日3食適量を食べるときは、よく噛む。ひと口20〜30回
❷肉類や根菜など、しっかり噛んで食べる食材を取り入れる
❸食後の歯磨きを忘れない
❹冬でもこまめな水分補給を心がける
❺マスク着用のときも、鼻呼吸を意識する
❻家族や友人とおしゃべりする（オンラインや電話も活用）
❼よく笑う（笑えるテレビ番組なども利用）
❽定期的に歯科で口の中のメンテナンスをする
同時に、自分の歯に合わせた歯磨き法の指導も受ける

ともあるほか、膵臓がんへの関係を指摘する報告もあります。膵臓がんは食道がん以上に進行した状態で見つかる割合が高く、難治性のがんのひとつとして恐れられているものです。

このように歯周病菌は様々ながんに関わっていますが、逆にいえば**歯周病を改善・予防することが、がんリスクを下げることにつながる**のです。

上に、私がすすめるがん予防につながるオーラルケア8カ条を紹介します。こちらも参考にしてください。

虫歯になるだけじゃない！「ミュータンス菌」にも注意

歯周病は、動脈硬化や心疾患を引き起こす可能性もあります。歯周病が進行し歯周病菌が増えると、歯周病菌が出す毒素や炎症性サイトカインが歯肉の血管を通り、血流に乗って心臓へ移動します。そして心臓の血管内膜に炎症を起こします。すると血管の内膜にプラークができ、厚くなった血管が動脈硬化を起こし、狭心症や心筋梗塞を引き起こしてしまうのです。

また、注意すべきなのは歯周病菌だけではありません。**虫歯菌としてよく知られる「ミュータンス菌」も全身に影響を与える**ことがわかってきています。

ミュータンス菌は、抜歯などの出血をともなう歯科治療や歯周病による炎症箇所、進行した虫歯などから血液中に入り込み、体内をめぐって全身に影響を及ぼします。

なかでも脳卒中や心臓病、脳血管の傷害による認知症などの原因となる可能性が指摘されているほか、最近ではがんの転移を促すとの研究結果も報告されています。

虫歯菌であるミュータンス菌も侮ってはいけません。予防するにはやはり、毎日の口腔ケアを欠かさず口の中を清潔に保つことが大事です。

歯周病菌が認知症を進行させる

口の中の細菌が関係している可能性がある病気の中でも、とくに注目されているのが認知症です。

認知症の中でももっとも多い「アルツハイマー型認知症」の発症には「アミロイドβ」という異常なたんぱく質が関与していると考えられています。

このアミロイドβは脳内で産生され、蓄積すると考えられてきました。しかし九州大学大学院の武洲《たけひろ》准教授らの研究によって、歯周病菌が脳血管内皮細胞にアミロイドβを運ぶ受容体を増やすとともに、歯周病菌が全身に運ばれて炎症が起こり、アミロイドβをつくり、脳内に運ばれる仕組みが判明したのです。

また同じ研究で、ヒトの40～50代くらいにあたる中年マウスに歯周病菌を3週間連続で投与した結果、マウスの脳内でアミロイドβが10倍に増え、記憶力が低下しました。

ほかにも、名古屋市立大学大学院医学研究科の道川誠教授らの研究によると、アルツハイマー病のマウスに歯周病菌を感染させて経過をみたところ、アミロイドβの量が約4カ月で1・5倍に増えており、認知症が悪化したといいます。

　最近の研究では、アルツハイマー型認知症患者の脳内から歯周病の主な原因菌であるPg菌が多く見つかったことが報告されています。歯周病菌は認知症の発症や進行に間接的にだけでなく、直接的にも関わっている可能性があるということです。

　これらの研究結果から、**歯周病の治療や口腔ケアがアルツハイマー型認知症の予防や進行抑止につながる可能性がある**ことが示されました。

「噛む力」が認知症を予防する

　また、認知症の発症率と残っている歯の数には相関関係があります。東北大学の研究グループが70歳以上の高齢者を対象に行った調査によると、脳が健康な人の歯は平均14・9本であり、認知症の疑いありと診断された人は平均9・4本だったそうです。この調査結果から、**残っている歯が少ない人のほうが認知症になりやすい**ことが明らかになりました。

また65歳以上で自分の歯がほとんどなく、かつ入れ歯を使っていない人は、歯が20本以上残っている人に比べて、介護が必要な認知症になる可能性が1・9倍高くなることがわかったというデータもあります（厚生労働省研究班調査）。

こうしたことから、**「噛む」という動作が脳の活性化に関与している**ことが考えられます。第2章で説明した「噛む力」は、認知症予防の観点からも大事であるというわけなのです。

事実、私たちが食べ物を噛むと、その刺激は脳の中心部にある海馬という部位に伝わります。海馬は記憶に関わる器官で、噛むことがこの部位の機能を活性化することがわかっています。

放っておくと怖い
歯周病菌がもたらす病気

歯周病菌によって、数々の病気のリスクが高まることをおわかりいただけたかと思います。

同時に、歯周病菌の持つ本当の恐ろしさも感じていただけたのではないでしょうか。

口の中の健康と全身の健康とは密接に関係しているわけですが、ほかにどのような病気に関連しているのか、あらためてみてみましょう。

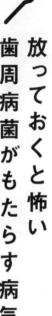

歯周病菌が原因となる代表的な病気や不調

【糖尿病】

糖尿病は、日本で40代以上の10人に1人がかかっているといわれるほど代表的な生活習慣病のひとつで、膵臓から分泌されるインスリンというホルモンが不足して、血糖値が異常に高くなる病気です。糖尿病の人の7～8割が歯周炎などにかかっているといわれています。

歯周病菌が歯肉に侵入すると、血中に炎症性物質「炎症性サイトカイン」がつくられます。これが全身をめぐり、血糖値を下げようとするインスリンの働きを妨げ、糖尿病を発症・重症化しやすくすると考えられています。逆に、糖尿病の人は高血糖状態が続くことで歯周病が重症化しやすくなり、悪循環に陥る可能性があります。

【呼吸器系疾患】

歯周病菌が唾液と一緒に食道ではなく、誤って気管から肺へ入ると、嚥下性《えんげせい》肺炎の原因となることがあります。そのほか、慢性閉塞性疾患などの呼吸器系疾患にも関係していると考えられています。

【虚血性心疾患・脳梗塞】

歯周病の人はそうでない人に比べて、1・5~2・8倍、虚血性心疾患や脳梗塞になりやすいとされています。歯肉の毛細血管に入り込んだ歯周病菌が心臓の近くの血管の壁に取り付くと、血管内にプラーク（血管内にできるこぶのことで、口の中のプラークとは異なります）ができ、血管が狭まって血流が悪くなります。すると、心臓の筋肉に酸素や栄養が行き渡らなくなり、狭心症や心筋梗塞のリスクが高まります。同様のことが脳の血管で起こると、脳梗塞など脳卒中の原因になります。

【サルコペニア】

マウスを使った実験によると、歯周病菌の感染が骨格筋の代謝異常を引き起こし、メタボリックシンドロームのリスクファクターとなっている可能性や、筋肉量の減少や筋力の低下した状態であるサルコペニアへとつながる可能性が示されました。

【腸管ディスバイオーシス】

健康な腸内では多様な腸内細菌をバランスよく保つことにより、免疫の正常性が維持され炎症の発生が抑制されます。腸管ディスバイオーシスは、口腔内細菌が腸管に達し、有益な菌が減少したり、有害な菌が増殖したりするといった腸内細菌叢のバランスが乱れた状態のことです。具体的には、炎症性腸疾患（クローン病や潰瘍《かいよう》性大腸炎など）、代謝性疾患（メタボリックシンドローム、糖尿病、非アルコール性脂肪肝など）、精神・神経系疾患（自閉症スペクトラム、うつ病、アルツハイマー型認知症など）と関連するといわれています。

【早産・低体重出生】

歯周病の母親が早産になるリスクは、歯周病でない人の7・5倍です。炎症物質が子宮に到達すると、収縮する刺激を受けて出産予定日より前に子宮収縮を引き起こし、早産、低体重児出産になるといわれています。

【関節リウマチ】

歯周病菌の一種であるPg菌が周りのたんぱく質の形を変え、それを取り除こうと免疫細胞が暴れだすことで、関節のこわばりや痛みが特徴である関節リウマチを発症する可能性が考えられています。

【骨粗しょう症】

歯周病によって産生される炎症性物質が全身の骨の代謝に悪影響を及ぼすため、骨粗しょう症になりやすいと考えられています。また、歯周病によって歯を失うと、食べ物の消化吸収力の低下を招き、カルシウムやビタミンDが不足することで骨粗しょう症を悪化させることがあります。

また、新型コロナウイルスのような感染症が蔓延しているときは、**口腔ケアがウイルス感染に対する防御壁となり、重症化を防ぐことにもつながりま**

す。ぜひ、感染症対策としても丁寧な口腔ケアを行ってください。

歯周病の予防・治療を行うことで、全身の様々な病気のリスクを下げることが可能です。第6章で紹介する方法を新たな習慣にして、全身の健康につなげましょう。

第5章

口の中を知って
健康な体を
手に入れよう

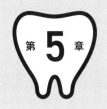

歯周病を侮るなかれ！「口は万病のもと」になる

「口は万病のもと」といわれることがあります。それは、**歯周病の原因となる歯周病菌が全身へも関与している**ことがわかってきたからです。

歯周病になると、口の中は常に炎症が続いている状態になります。これまで説明してきたように、炎症によって出てくる毒性物質が歯肉の血管から全身に入り込み、様々な病気を引き起こしたり、悪化させたりする原因となってしまいます。

食べ物を咀嚼《そしゃく》する「口」はれっきとした臓器のひとつです。ところが、胃腸などの消化器に比べると「歯周病くらいで大きな病気にはならないだろう」

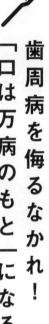

と、あまり意識しない人が多いのです。

しかし、それは大きな誤解です。日本人のおよそ80％が歯周病菌の有病者であるということは前にも述べましたが、それを自覚しているのはわずか20～30％の人に過ぎません。

病気のリスクは、まるで川の流れのように関係し合い、大小いくつもの流れが合流して大きくなっていきます。大きな川の流れをさかのぼると、上流にあるリスクのひとつは、**口腔ケアを怠ることで生じる「虫歯」や「歯周病」などの歯科疾患**です。

健康的な生活習慣を送っていれば川はキレイなままですが、こうした歯科疾患が原因のひとつとなり、内臓脂肪の増加につながります。加えて、インスリンの働きが低下し（インスリン抵抗性）、「高血糖」や「脂質異常」が起こり「糖尿病」を引き起こすなど、生活習慣病のリスクがどんどん蓄積されていくわけです。

汚染されてしまった川の水を下流でキレイにしようとしても、上流に原因があればキレイにならないのと似ています。また、いったん流れに勢いがついてしまうと、一気に進んでしまい、氾濫《はんらん》してしまう可能性もあります。

下流に行けば行くほどリスクはいくつも重なって重大さも増していくため、できるだけ上流で食い止めることが大事です。なるべく早い段階で止められれば、最悪の事態を避けることができます。

重大な病気を予防するためには、本書で提案する口腔ケアを行い、口の中をリセットすることで歯周病予防をはじめとする口の中の環境を整えることが大切です。

図17　歯科疾患はすべての病気の入り口になる

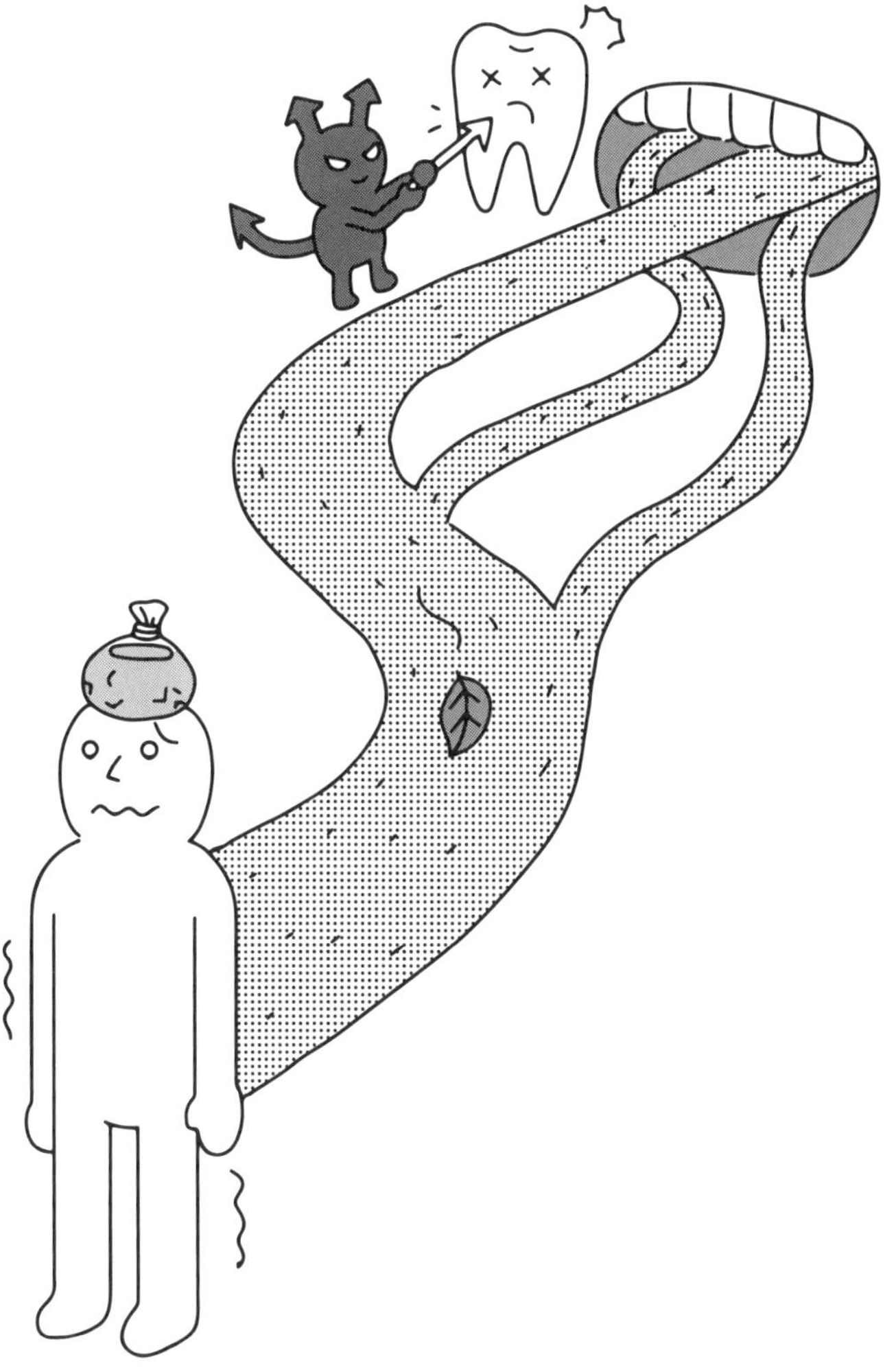

本当の「口腔ケア」ができている人は少ない

「口腔ケア」と聞いて、どんなケアの内容をイメージしますか？　多くの方は、まずは歯ブラシによる毎晩の歯磨きを連想するのではないでしょうか。

毎食後に必ず行う方もいるでしょうし、少し意識の高い方だと、デンタルフロス・歯間ブラシを用いて口の中を清掃しているかもしれません。

また、舌ブラシを毎日の習慣にしている方も増えてきているようです。

しかし全体としては、歯間清掃具・舌ケアに関しては、習慣にされている方の割合はまだ少ないのが現状です。

こうしたケアも「口腔ケア」のひとつですが、じつは、それだけではまだ不十分です。繰り返しますが、本書で「口腔ケア」と位置づけるのは、歯磨きなどで口の中をキレイに保つことだけではありません。口腔機能向上などのリハビリを含んだ幅広い内容を指すものです。

全身の健康や生活の質（ＱＯＬ）の向上を目的に行うケアであり、歯や歯肉はもちろん、舌や口周りの筋肉など様々な部位のケアが含まれます。

歯を磨くことももちろん大切ですが、みなさんにはこの広義の意味での「口腔ケア」を取り入れて、毎日の習慣をさらにアップデートしていただきたいのです。

本書ではとくに「内臓脂肪」にスポットを当てていますが、こうした**「本当の口腔ケア」を習慣化させて口の中を清潔な状態に保ち、口腔機能を衰えさせないことは、全身の様々な病気を防いで健康寿命を延ばすことにつながります。**

正しい口腔ケアを実践するには、口の中の仕組みや機能について知っていただくことが必要です。そのためにも、本章ではまず「口の中」の知識について紹介していきます。

口の中の細菌が体内に運ばれるふたつのルート

体の入り口にあたる「口」は、外からの異物に侵食されやすい部位でもあります。口は生きていくうえで欠かせない食物の入り口ですが、一方で細菌の入り口でもあるのです。だからこそ、口の中を清潔に保つことが大切です。

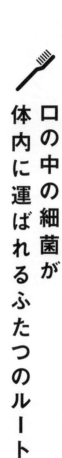

では、歯周病菌などの口腔内細菌は、どうやって全身に運ばれていくのでしょうか。

口の中の細菌が体内に侵入し、体をむしばむルートはふたつあります。ひ

図18　口の中の細菌の侵入ルート

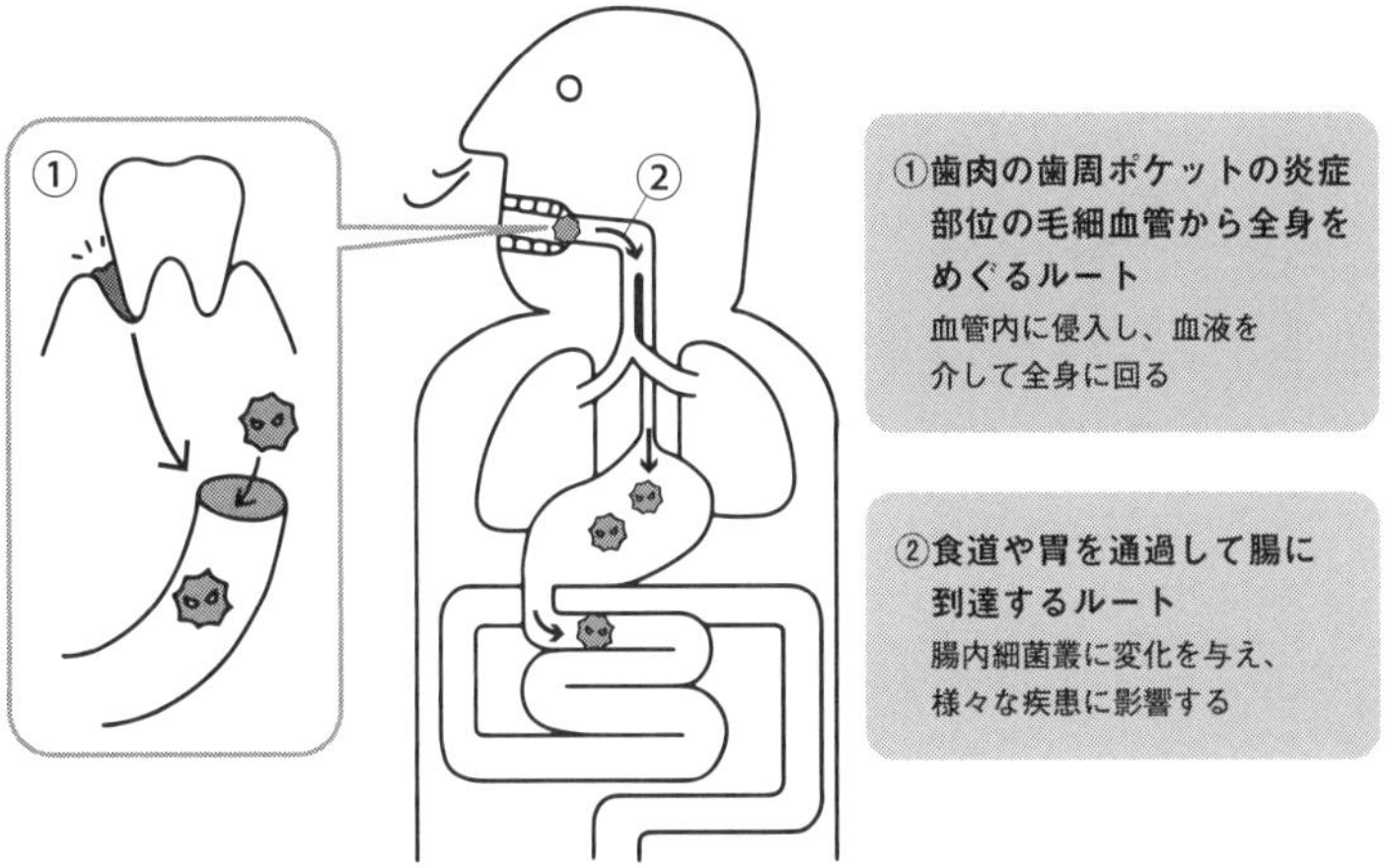
①
②
①歯肉の歯周ポケットの炎症部位の毛細血管から全身をめぐるルート
血管内に侵入し、血液を介して全身に回る
②食道や胃を通過して腸に到達するルート
腸内細菌叢に変化を与え、様々な疾患に影響する

とつめは、**「歯肉の歯周ポケットの炎症部位の毛細血管から全身をめぐるルート」**です。

歯周病が全身の病気に影響するのは、口の中の細菌や、細菌が産生する毒素や炎症のある組織からつくられる物質が歯肉の毛細血管から入り込み、血液を通して全身をめぐっていくためです。

本来は口の中に細菌がいても、口腔粘膜や唾液によって阻まれ、細菌は体内にまで侵入することができません。

けれども歯周病によって歯周ポ

ケットが深くなると、歯肉が腫れたり内側がただれて傷ができたりします。すると、そこから細菌などが入り込んで、全身に悪影響を及ぼしてしまうのです。

口の中の細菌が体内に侵入するルートのふたつめは、**「食道や胃を通過して、腸まで到達するルート」**です。

日常の食事のときに飲み込んだ歯周病菌などの口腔内細菌は、これまで胃酸によってすべて死滅すると考えられていました。

しかし前章で説明したように、実際には一部が生きていて、腸にまで到達し、腸内細菌叢のバランスが大きく変化してしまうことが最近の研究でわかってきたのです。

遠く離れた臓器にまでたどり着いた口腔内細菌は、腸内の悪玉菌を増やし腸内細菌叢に変化をもたらして免疫力を低下させたり、肝臓の正常な働きを鈍らせたりします。

また、高齢者に多いケースとして、唾液に混じった歯周病菌が誤って肺に運ばれることもあります。これらの結果、体の様々な部位やその働きに影響を及ぼす危険性が高まります。

「口は災いのもと」という言葉は、「不用意な発言が思いがけない災難を招く」という意味で使われてきましたが、今や「不十分な口腔ケアが思いがけない病気を招く」というふうにとらえたほうが良いのかもしれませんね。

口は「消化器」の入り口である

皆さんは、「口」の役割についてどのような認識を持っているでしょうか。話すこと、呼吸をすること、そして何より「食べること」。口は体の中心

図19　口から肛門まではつながっている

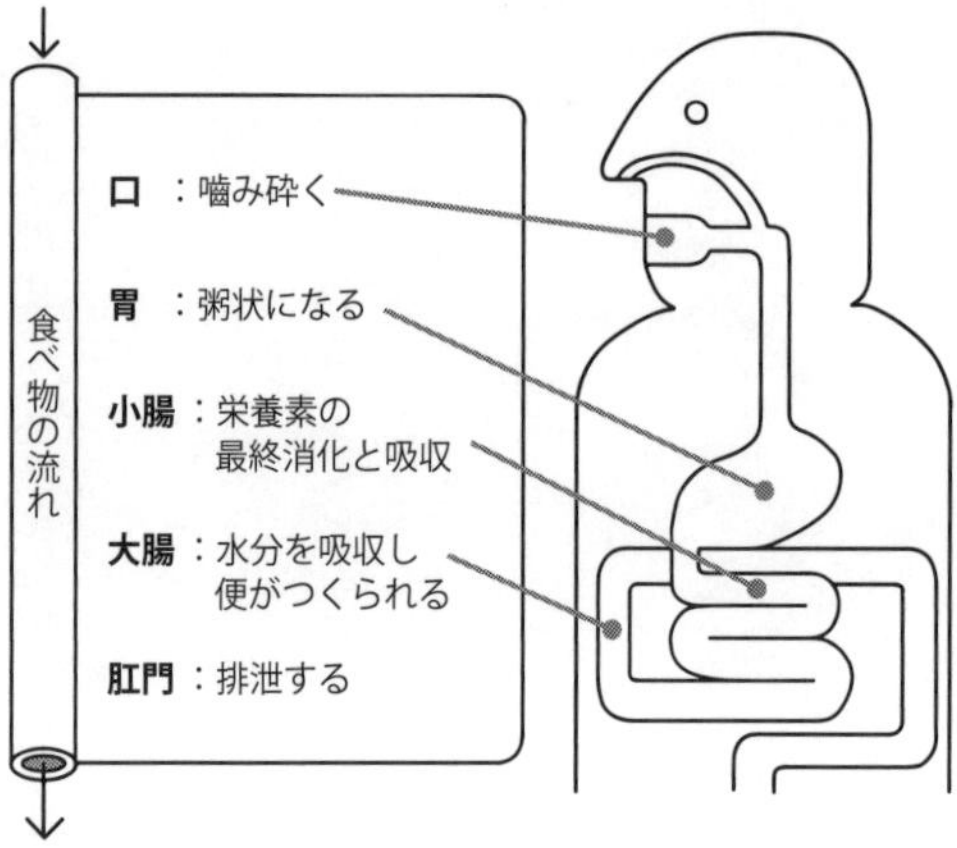

口から肛門まで一本の管のようになっている

に位置し、食べ物の消化吸収に関わる「消化器」の一部です。

食べ物を口から取り入れると、唾液と混ぜながら食べ物の塊《かたまり》（食塊）をつくり（咀嚼《そしゃく》）、飲み込み（嚥下《えんげ》）ます。喉から食道、胃、小腸、大腸を経て、消化管の出口である肛門までは「ひと続き」になっています。

口も食道以降の消化器の一部ということは、口と消化器は密接な関係にあります。

つまり口の中が良好な状態でなければ、臓器にも悪影響を与えることになります。

消化器の入り口として細菌などを食い止める点でも、歯や舌が大切な役割を担っているというわけです。

歯の役割や働きを知ろう

口の中の重要な位置を占めるのが、言うまでもなく歯です。

歯は、食べ物を細かく噛み砕いて消化しやすくする役割はもちろん、発音を助けたり、表情をつくる手伝いをするなど、私たちの毎日の暮らしに不可欠な役割を担っています。

ここで、口の中の大事な要素である、歯の働きを詳しくみてみましょう。

図20　歯の構造

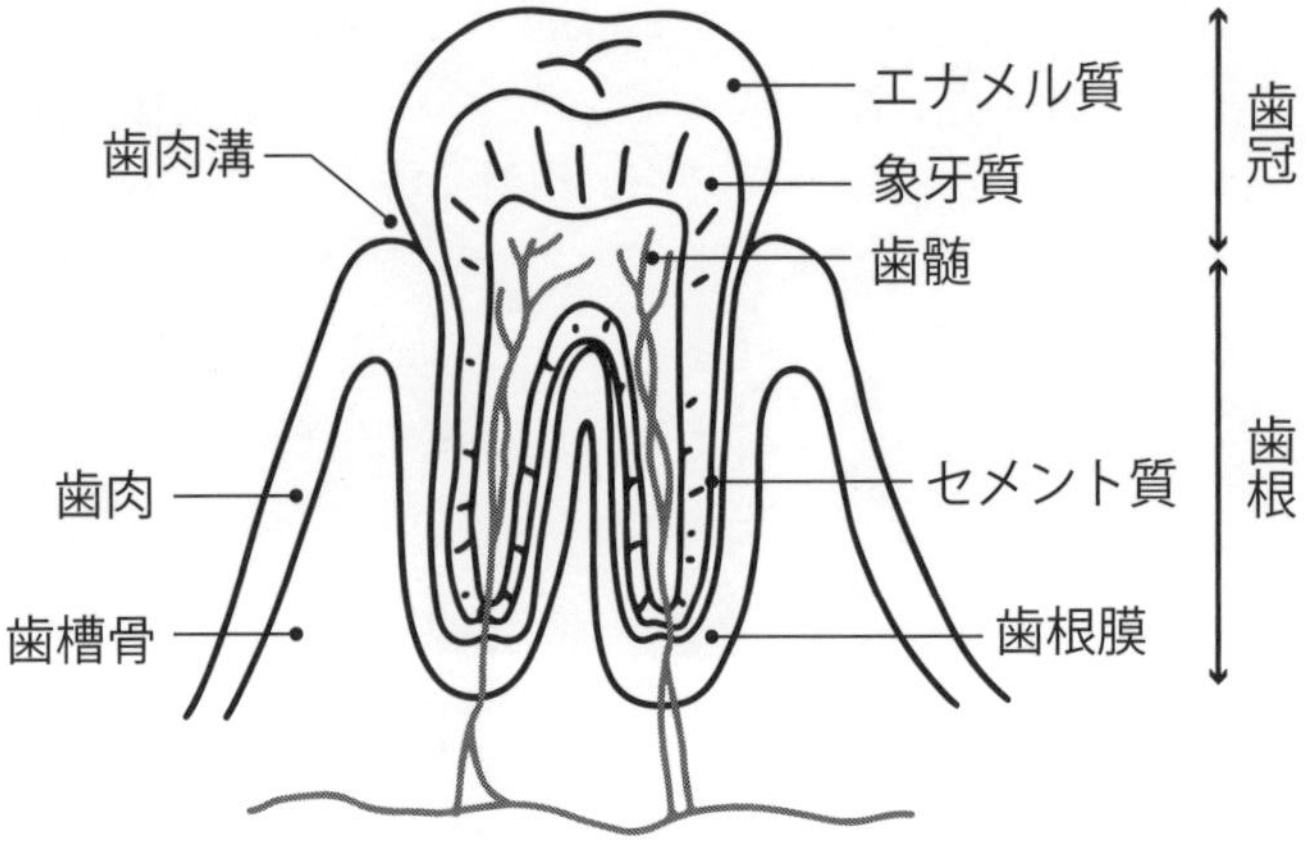

◆歯の働き

歯は石灰化した硬い組織で、エナメル質、象牙質《ぞうげしつ》、セメント質、歯髄《しずい》という4つの組織からできています。そして歯が口の中に露出している部分を「歯冠《しかん》」、歯冠より下の部分を「歯根《しこん》」といいます。

歯には「食べ物を噛み砕く」「発音を助ける」「顔の表情をつくる」などの働きがあるほか、噛むことの刺激が脳を活性化することや、噛み合わせが体の姿勢やバランスを整えることもわかっています。

乳歯から生え変わった後の永久歯

は一生もので、美味しく食事をするためには20本以上の歯が必要といわれています。

歯の周り（歯周組織）には、食べ物を噛むときに歯に加わる力を和らげるクッションの働きをしている「歯根膜」、歯を支えている顎《あご》の骨「歯槽骨《しそうこつ》」、その表面を覆う柔らかい「歯肉」があります。

炎症が表面の歯肉だけに限られている場合は「歯肉炎」、歯槽骨まで広がってしまうと「歯周炎」と呼ばれます。

歯周病は歯磨きを毎日続けても発症することがあり、歯周病になると歯肉に炎症が起こり、歯を支える歯肉や骨（歯槽骨）が少しずつ壊されていきます。かつて「歯槽膿漏《しそうのうろう》」といわれていたのは、歯周炎になった状態です。歯周炎まで進行すると、血や膿が出る、口臭が発生する、歯がグラグラするなどの症状が表れ、そのまま放っておくと歯が抜け落ちることもあります。

舌の役割や働きを知ろう

口の中にはたくさんの細菌が生息していますが、じつは**いちばん細菌が繁殖しやすいのは舌の上である**ことをご存じでしょうか？　口の中の細菌の繁殖や増殖を防ぐためにもケアが大事な器官であるのが舌です。

◆舌の働き

舌は主に筋肉からできています。この筋はふたつに分けられ、舌の形を変える筋群の「内舌筋《ないぜっきん》」と舌を前後左右に動かす筋群の「外舌筋《がいぜっきん》」からなります。「舌根《ぜっこん》」の外舌筋は骨につながっていますが、逆に先端側はどこにもつながっておらず、自由に動かしたり舌自体の形を変えたりすることができます。

図21　舌の構造

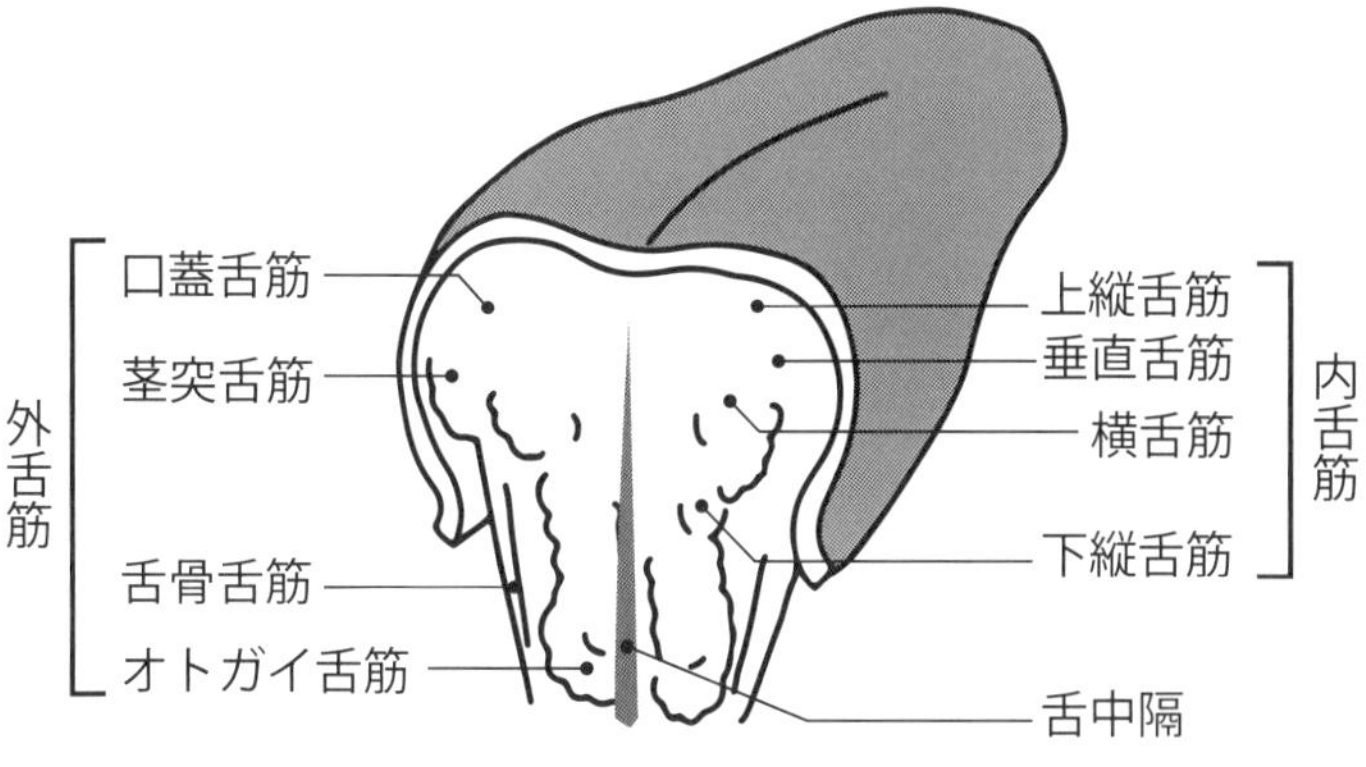

舌には食べ物を咀嚼するときは食べ物を歯と歯の間に移動させ、歯で食べ物を噛み砕くときは食べ物を固定し、唾液の分泌を助ける働きがあります。

食べ物が十分に細かくなると、飲み込みやすくするため食べ物と唾液を混ぜ合わせるのも舌の役割です。

舌の表面にある「味蕾《みらい》」という器官で、甘味、酸味、塩味、苦味、うま味を感じることができます。

舌の表面は凹凸のある絨毯《じゅうたん》構造で、細かい突起がびっしりと並び、舌表面にある「味蕾《みらい》」を守っています。舌の表面はザラザラしていて表面積が広いため、大量の食べカスをキャッチします。

加えて、**唾液の成分や微生物などが付着することにより、舌は多種多様な細菌が繁殖しやすい環境**です。

舌の表面の突起の間にできる溝の中は空気が届きにくいため、歯周病菌など酸素が嫌いな細菌にとっては居心地が良い場所となります。さらに、細菌のエサとなる食べカス、はがれ落ちた粘膜細胞のカケラなどが多く付着し、細菌が繁殖しやすいのです。

その結果、増えた細菌などが堆積し、舌の表面が白い苔状のものに覆われていきます。これを、**「舌苔《ぜったい》」**といいます。

舌苔の量には個人差がありますが、ドライマウスや唾液が少ない人はたまりやすいことがわかっています。**鏡の前で舌を出して、白っぽく見えたら舌苔がたまっている証拠**です。

ちなみに、口のトラブルで多いのが口臭で、その原因のトップを占めるのもこの「舌苔」です。

これは、舌苔が嫌気性菌によって分解されると、口臭の原因物質である揮発性硫黄化合物（ＶＳＣ）を産生するからです。ＶＳＣには「メチルメルカプタン」や「硫化水素」があり、嫌な臭いのもとになります。

舌を診れば体調がわかる⁉

口の中の歯や歯周ポケットなどの表面積は合わせると約１００平方センチメートル程度で、ほぼ手のひらと同じくらいのサイズです。そこに多くの細菌や微生物が生息している、ということはこれまでに述べたとおりです。

普段はあまり意識していない人が多いと思いますが、**歯や歯肉の周辺だけ**

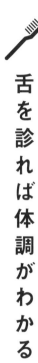

図22　舌のチェック

付着する原因

- 歯磨きなどのケアが不十分
- 口腔乾燥（唾液が減少）
  ⇒よく噛んで食べない習慣、口呼吸など

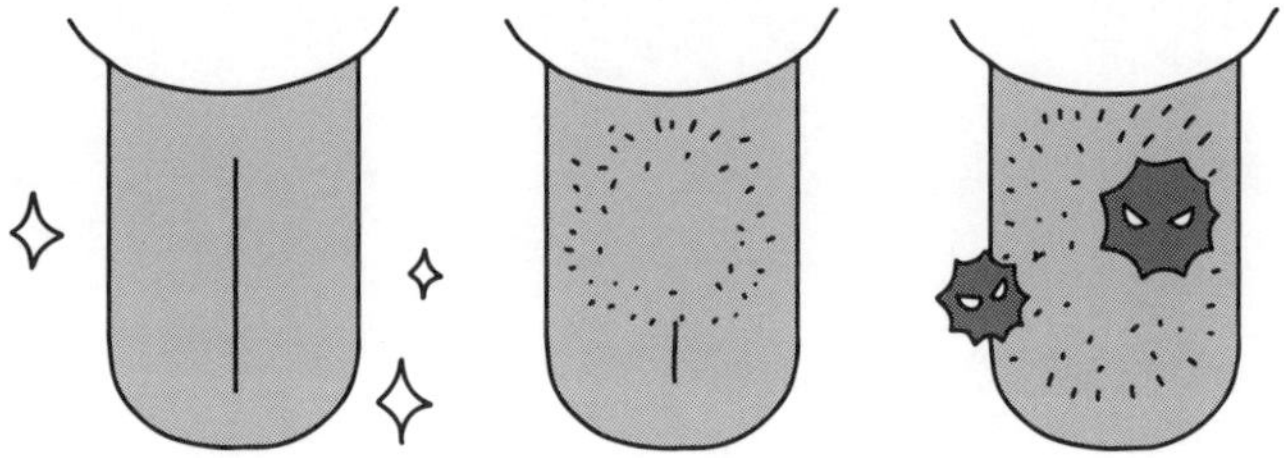

キレイな舌　　舌苔が付着

でなく、舌の表面や頬の裏など、口の中の粘膜も細菌たちの格好の生息場所となっています。

とくに舌の表面は複雑で入り組んだ構造をしていて、舌の表面の凹凸部分を含めた表面積は手のひらとは比べものにならないほど大きく、テニスコートの半分くらいになるほどです。

舌は「内臓の鏡」ともいわれ、舌の状態を見ることで健康の度合いがわかることをご存じでしょうか？

東洋医学では、舌を見て健康状態

を診断する「舌診《ぜっしん》」が重視されています。「舌の厚みや表面の変化は、体調の変化と相関関係にある」といったのは、ニューヨークの歯科医、リー・ガウスでした。

ガウスによると、表面が灰色になっていれば胃潰瘍や十二指腸潰瘍の可能性が、茶色く変色している場合は肺の病気の可能性があると指摘しています。舌の大きさや形、色、苔の様子などから、そのときの体調を知ることができるのです。できれば毎日、鏡で自分の舌を確認するようにしましょう。

舌にはいろいろな「手がかり」がある

健康な赤ちゃんや子どもの多くは、キレイな舌の色や形をしています。正常な舌は「淡紅色、薄白苔」とされ、淡い紅色で苔は薄い白色をしていて、歯形もなく、ほどよい大きさで潤いがあるのが良いとされています。

それが、熱があるときは濃い紅色になり、表面がひび割れたり、苔が黄色や褐色になったりします。一方、体が冷えて血流が悪くなると青紫の斑点が出たり、舌下の静脈が腫れたりすることがあります。

また、舌のどの部分に異常が生じるかによって、体のどこが悪いのかも判断できます。


舌の状態は目で見て確認するだけではなく、機能面も確認することが大事です。

意外に思うかもしれませんが、舌は筋肉の塊です。**オーラルフレイル予備軍の人たちに表れる最初の自覚症状は、滑舌《かつぜつ》が悪くなること。**「滑舌」とは、舌の動きをなめらかにしてはっきりと聞き取りやすい発音をすることです。

言葉がもつれたり、口の中に音がこもったりして、うまく発声できない状態を「滑舌が悪い」といいます。オーラルフレイルは、滑舌の低下、食べこぼし、わずかなむせ、噛めない食品が増える、口の中の乾燥などの些細な症状から始まり、そのままにしていると、食べる機能の著しい低下や障害へとつながってしまいます。

次ページの「舌と口の衰えチェックリスト」で確認してみてください。

図23　舌と口の衰えチェックリスト

CHECK LIST

- □ 唾液が減り、
  口の中が乾くようになった
- □ 食事のとき食べるとむせることが増えた
- □ 硬いものを食べにくい
- □ 食べこぼしをしてしまうことが増えた
- □ 口を開きにくくなった
- □ 歯並びが悪くなった
- □ 話すときに言葉がもつれてしまう
- □ 会話が聞き取りにくいと言われる
- □ 口臭が気になる
- □ 舌や頬の内側をよく噛んでしまう

３つ以上チェックが入る人は、
舌を含む口の中の筋肉が衰えている可能性があります。

唾液は天然の万能薬！唾液パワーで病気が防げる

口の中のきわめて大事な要素であるのに、とかく見逃されがちなものに「唾液」があります。じつは唾液はすごい力を秘めていて、とくに免疫力と深い関わりがあるのです。

唾液の中身をみると、99％以上は水分で、残りの1％以下に抗菌物質などの「パワーの源」が含まれています。

たとえば、生体防御機構の最前線で闘う「免疫グロブリン」という免疫物質の一種が含まれています。体の中に入ろうとする様々な病原体に対して防衛機能として働き、感染予防の役割を果たしています。

また、唾液には発がん性物質を作り出す活性酸素を抑える作用がある「ラクトペルオキシダーゼ」や「ラクトフェリン」といった酵素が含まれており、発がん物質の働きを弱めたり、活性酸素を低下させたりする作用があります。

さらに、唾液に含まれる成長ホルモンの一種である「パロチン」というホルモンは若返りホルモンとも呼ばれ、全身の細胞の修復と再生を活発にして老化に対抗する作用もあります。

いかがですか？　このように唾液は、私たちの健康長寿を支える「天然の万能薬」ともいえるもの。最大限に〝活用〟しない手はないのです。

唾液には、**常に分泌されている「安静時唾液」と、食事などの刺激によって分泌される「刺激唾液」**とがあります。

安静時唾液は口の中を潤し、細菌が増えないように働きます。そのため、唾液の分泌が減ると細菌が繁殖しやすくなり、虫歯や歯周病などの病気のリスクが高くなってしまいます。

一方、刺激唾液は摂食・嚥下に関係していて緩衝作用が強く、食べ物を噛

図24　主な唾液の働き

●口の中の汚れを洗浄する
●抗菌作用により口内環境を整える
●食べ物を飲み込みやすくする
●酵素により糖質を分解し、消化しやすくする
●味を感じさせる　●粘膜を守る　●食塊をつくる
●PHを保ち、虫歯になりにくくする
●細菌やウイルスの侵入を防ぎ、増殖を抑制する
●抗がん作用　●細胞の修復、再生
●自律神経のバランスを整える

んだときに柔らかくしながら飲み込みやすくしてくれます。唾液が十分に出なければ、硬い肉やパンなどを飲み込むことはできません。

また、唾液中に含まれる「アミラーゼ」という消化酵素が咀嚼によって食べ物と混ざることで、糖質を分解し消化吸収を助けていることもぜひ知っておいてください。

唾液の分泌は「意識的に」増やす

唾液の話をもう少し続けてみましょう。**唾液の分泌を促すには、「よく噛む」「よく話す」「よく笑う」など、口周りの筋肉をよく動かすこと。**それによって唾液腺を刺激して、唾液の分泌を高めることができます。

代表的な唾液腺には「耳下腺《じかせん》」「顎下腺《がっかせん》」「舌下腺《ぜっかせん》」の3つがあり、1日に1〜1・5リットルほど分泌されます。

唾液の量を減らさないようにするには、水分を摂り、よく噛むことが有効です。唾液の量は体内の水分量と関係していて、適切に水分補給を行うと唾液の分泌が増えて自律神経が調節されたり、むくみが解消されたりする効果もあります。

図25　唾液腺の構造

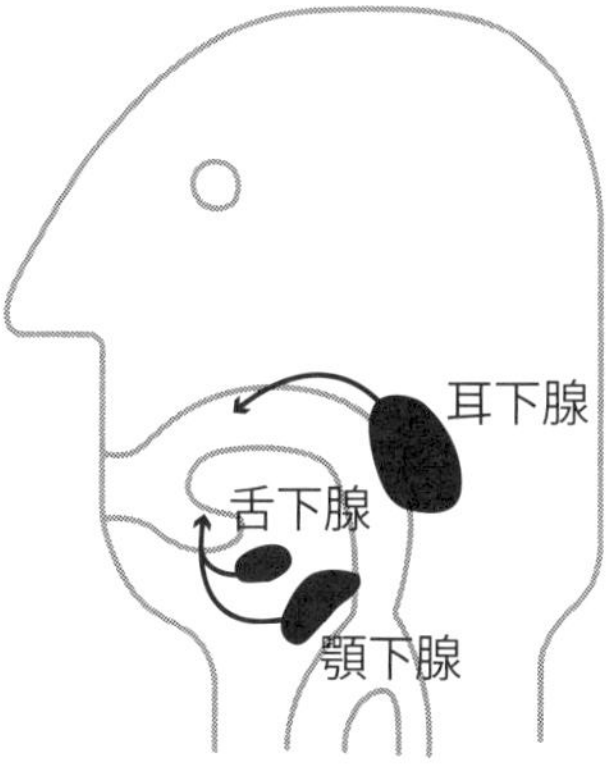

唾液腺

けれども昨今のコロナ禍を契機に、自宅でのリモートワークが増え、同僚とランチや飲み会に行く機会が減るなど、誰かと「話す」という機会が大きく減った方も少なくないと思います。

一人暮らしの人は、ふと気づくと「そういえば、今日は一言もしゃべっていないな……」といった日もあったのではないでしょうか。

そこで注意が必要なのは、自分で意識的に口やその筋肉を動かすこと。食事のときによく噛み、口を動かし、表情を豊かに過ごすことを大切にすることです。そうやって、ぜひ唾液の分泌を促してほしいと思います。
また、164ページから紹介している唾液の分泌を促す方法も参考にしてみてください。

あなたは「ドライマウス」ではありませんか？

健康な成人が1日に分泌する唾液の量は、約1～1・5リットルと書きましたが、これよりも極端に少ない場合は「ドライマウス（口腔内乾燥症）」かもしれません。

朝、起きたときに「口が渇いているな」と感じるようなら、唾液の量が減っている可能性があります。

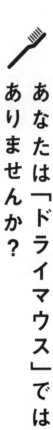

ドライマウスは加齢やストレスによって起こると考えられてきましたが、近年の研究で、70歳くらいまでは唾液の分泌量に変化はないとされています。今では加齢よりも、高血圧や糖尿病など全身的な病気、常用している薬の副作用、ストレスなどによる影響が大きいといわれています。

ほかにも、水分摂取量の不足、飲酒や喫煙などによる体内の水分不足、噛む回数が少ないこと、口呼吸による唾液の蒸発、更年期のホルモンバランスの変化なども分泌量が減っていく原因です。

また、ストレスなどで自律神経のバランスが崩れたときなども、唾液の量が減って口が乾燥しやすくなります。**最近では、マスクを長時間つけることで口周りの筋肉を動かさなくなったこと、口呼吸なども原因**として挙げられます。

繰り返しますが、口内環境の悪化を阻止するためには、プラークコントロールに続き、唾液の働きが侮れません。

唾液には細菌を死滅させる殺菌効果があり、ドライマウスなどで唾液の量が減ると、口腔内細菌が繁殖しやすくなり、虫歯や歯周病、口臭の原因にもなってしまいます。

唾液の量が少ないと、感染症にもかかりやすくなってしまうのです。

理想の体でいたいなら、今すぐ「口内リセット」を始めよう

この章を通して口の中の機能や役割について説明してきましたが、**「口の中を見れば、その人の健康状態がわかる」**といわれるほど、口の中を清潔に保ち、口の中の機能を衰えさせないことは健康を維持するために重要です。

歯周病菌を寄せつけない口の中をつくり、「噛む力」を維持することで、内臓脂肪を減らすことができます。さらには、口腔ケアによって口の中の状

図26　セルフケアとプロフェッショナルケアで口の中をリセット

セルフケア
（自宅で行う日頃のプラークコントロールなど）

・ブラッシング
・歯間清掃具の活用

＋

プロフェッショナルケア
（歯科医院で行われる歯石取り、歯面清掃など）

↓

歯周病の予防

態をリセットすることで、ほかの病気を防いでいくことにもつながるのです。

おそらく多くの皆さんはこれまで毎朝の歯磨きを欠かさず、口の中は「ケアしている」とお考えかもしれません。けれども**1日1回の簡単な歯磨きだけでは明らかに不十分**です。口の中にプラークが残り、やがて歯石となり、歯周病菌など口腔内細菌の棲み処となってしまいます。

また、歯石となってしまったらセルフケアでは取り除くことができませんから、定期的に歯科医院でケアすることも必要になっていきます。

歯石の除去に至らない段階でも、3カ月に1回を目安に定期的に歯科医院などのプロフェッショナルケアを受けるようにしましょう。そうすることでセルフケアもより行いやすくなりますし、歯周病のリスクや進行の度合いをチェックすることもできます。

歯周病の予防のためには、セルフケアとプロフェッショナルケアを並行しながら口腔ケアを進めていくことが理想といえるでしょう。

ただ、もっとも重要なのは、日常的にご自身が積極的にセルフケアを行っていくこと。それを毎日の生活で習慣づけていくことが不可欠です。

それではいよいよ、日々の口腔ケアの実践法である「口内リセット」について、次の章で紹介していきましょう。

第6章

いつもの「歯磨き習慣」をアップデート！今日から始める「口内リセット」

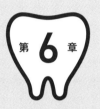

習慣化がカギ！「口内リセット」は一日にしてならず

内臓脂肪が健康に与えるリスクを中心に、口の中と体の不調や病気との関連について説明してきました。口の中をキレイに保つことが内臓脂肪を落とすことにつながり、結果的には病気になりにくい体をつくることにもつながります。

では実際に口の中をキレイにしていくには、どうすれば良いのでしょうか。本書では、**口腔ケアによって口の状態を改善することを「口内リセット」**と呼んでいます。この章では「口内リセット」実践編として、日常生活の中で誰でも手軽にできて、すぐに習慣化できる方法を紹介していきます。

すでに皆さんが行っている毎日の歯磨きの習慣に加えて、ぜひひとつでも多くのケアを組み合わせていってほしいと思います。

口の中の機能には様々なものがあります。食べ物を口に取り込む捕食、食べ物をかみ砕く咀嚼《そしゃく》、それを喉へとスムーズに送り、飲み込む嚥下《えんげ》の機能。味覚や触覚もちろん、唾液の分泌など、人が生きていくうえで欠かせない大事な役割を担っています。

歳を重ねると、こうした機能がどうしても弱くなっていきます。**口の中を鍛えて機能や役割を高めていくことで、内臓脂肪を減らすのはもちろん、老化を食い止めていくことも可能**になります。

「口の中を鍛える」と表現しましたが、なにも筋トレのようにきつい負荷をかけるものではありません。「鍛える」とは機能性を高めることであり、清潔にすることや運動機能を高めることも含まれます。それは一朝一夕で完成するものではなく、継続することが必要です。

口腔機能が低下してしまうと、食事や会話が難しくなるなど、生活の質も落ちてしまいます。

ぜひ、これから紹介する方法を毎日の習慣に取り入れて、病気を寄せつけない爽快な健康生活を送ってほしいと思います。

口の中の状態を知ることから「口内リセット」は始まる

日々の生活で、皆さんは口の中にどれだけ気を配っているでしょうか？歯が痛くなったり口内炎ができたりすると、あ～んと口を開けて鏡で見ることはあるかもしれませんが、歯や歯肉の状態、舌の色や渇き方、粘膜の状態などを毎日のようにチェックする人はそういないのではないかと思います。

言うまでもなく、口の中には歯や舌のほかにも様々なものがあります。歯周組織や口周りの筋肉などがあり、唾液だって出ています。それぞれが口の中を健やかに保つための大事な要素であり、より良い状態に保つことが全身の健康においても重要であるわけです。

まず、鏡の前で大きく口を開けてみてください。

歯肉や舌は、元気なピンク色をしているでしょうか？

キレイに洗った指で歯肉や舌、口の中の壁を触ってみて、痛いと感じるような場所はありませんか？

変色したり、できものができていませんか？

口は〝臓器のひとつ〟であり、同時に自分の目で見たり、触って状態を確かめることのできる唯一の臓器です。直接触れてみて、自分の口の中が元気な状態であるかどうか確認してみましょう。

そこで、ご自身の口の中の状態をチェックするためのリストを次に掲載しました。該当する項目がないかを確認してみてください。

図27　口の中の状態をチェックしよう

CHECK LIST

- □ ①口の中が乾いていると感じることが多い
- □ ②寝ているときに、いびきが多いと指摘されたことがある
- □ ③食事を5分以内に食べ終わることがある
- □ ④口臭がひどくなったといわれる
- □ ⑤歯を磨いていて血が出ることがある
- □ ⑥滑舌が悪いといわれたことがある
- □ ⑦舌を思い切り前に出しても、あまり出ていないと感じる
- □ ⑧最近、頬が垂れてきたように感じる
- □ ⑨食事のときに硬いものを避けるようになっている
- □ ⑩食べ物が飲み込みにくいと感じることがある

いかがでしょうか？　たとえば、①②は口呼吸が原因となって起こりやすいもの。ドライマウスは口呼吸が要因にもなり、口での呼吸は雑菌が体内に入りやすいので要注意です。

またドライマウスによって唾液が足りなくなると口の中の殺菌力が弱まり、病原菌が生じやすくなります。⑩の嚥下障害も唾液の不足が一因になることがあります。

そのほか、③は早食いで噛む回数が少ないことの表れなので要注意。⑨も噛むことを敬遠して起こりがちです。

④⑤は歯周病や舌の汚れが原因であることが多々あります。⑥⑦⑧は舌の筋力が弱くなっている可能性があります。

このように、まずは**現在の「口の中」の状態を知ることから「口内リセット」は始まります**。これまで意識を向けてこなかった「もっとも身近な臓器」に、ぜひこの機会に目を向けてみてください。

歯磨きだけじゃない！口腔ケアの種類を知ろう

「口腔ケア」といって、まず最初に思い浮かぶのは「歯磨き」ではないでしょうか。たしかに歯磨きも、口の中をキレイに保つための重要な手段です。

しかし、口腔ケアはそれだけではなく、口の中の機能を維持・向上させるための幅広い内容が含まれることを忘れてはいけません。

具体的には、歯や歯肉、舌、粘膜、入れ歯を含む口の中のクリーニングや、口周りのマッサージや筋肉トレーニング、唾液の分泌を促したり、咀嚼《そしゃく》や嚥《えん》下《げ》に関する機能を上げるためのトレーニングやリハビリなどが含まれます。

虫歯や歯周病といった口の中のトラブルを防ぐだけでなく、「全身の病気を防ぎ、健康的な日常生活を送るために行う」という考え方をぜひ持ってい

図28　歯磨きだけじゃない！　様々な口腔ケア

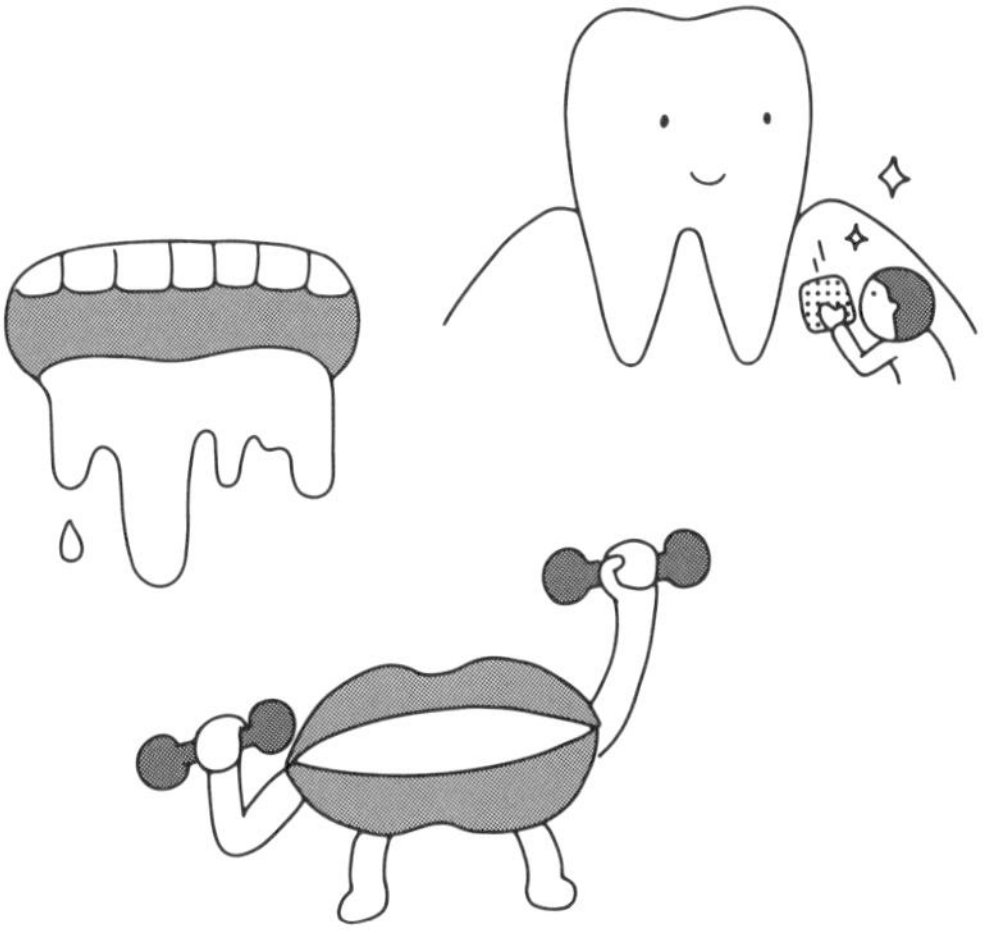

ただきたいのです。

口腔ケアは一般的に、具体的な目的ごとに大きくふたつの種類に分けられます。「器質的口腔ケア」と「機能的口腔ケア」のふたつです。それぞれここで説明してみましょう。

【器質的口腔ケア】

口の中を掃除して清潔に保つためのケアのことで、多くの人が日頃から意識しているものでもあるでしょう。歯磨きや舌の掃除などによって、口の中にあるプラーク（歯垢）や食べカスをキレイに取り除くことをいいます。

口の中が汚れるのは歯だけではありません。歯肉や舌、頬の内側などにも汚れはついていて、多くの細菌が繁殖するもとになります。歯をキレイにするだけでなく、それらの部位に付着した汚れやプラークをキレイに取り除くことも大事なのです。

【機能的口腔ケア】

一方機能的口腔ケアは、**口腔機能を維持したり、向上や回復を促していくケア**のことをいいます。

あらためて口腔機能とは、食べることや話すことであり、また表情をつくる際にも口の周りの筋肉は重要な役割を果たします。

こうした機能は、日々のケアやトレーニングによって維持や向上・回復を促していくことができるのです。

ケアの内容は、主に口周りの筋肉や舌を動かすこと。口の中や口周りのマッサージ、飲み込む力を鍛えるトレーニングやリハビリなどがあります。「口の中を鍛える」というのはあまりピンとこないかもしれませんが、体の筋肉と同じように、口の筋肉も鍛えなければ衰えてしまいます。それを防ぐために、口周りの筋肉や舌を動かすトレーニング、マッサージを継続して行うことが大切です。

こうした2種類の口腔ケアを念頭に置きつつ、これから紹介する方法を毎日の習慣として根気強く続けていきましょう。今までやってきた歯磨きなどに少しの工夫を加えればよく、ちょっとしたケアや運動をプラスするだけで「口内リセット」は完成します。

それでは、次のページから具体的な方法を紹介していきます。

口内リセット①「歯磨き」
―正しい歯の磨き方―

歯周病のもっとも大きな原因は、食べ物の残りカスが歯の表面につき、細菌が繁殖した塊であるプラーク（歯垢）です。

このプラークを取り除くための重要なケアが、言うまでもなく「歯磨き」です。

おそらく歯磨きをまったくしていない人はいないと思いますが、ただ、やり方が不十分なためにプラークが十分に取り切れていない人は非常に多くおられます。

「毎日歯磨きは欠かさないのに、どうして歯周病に……」と落ち込む人の多くは、正しい歯のブラッシングができていないことが多いのです。

歯周病の予防としては、歯と歯肉の境目にも先を向ける「バス法」（141ページ）がおすすめです。

次ページ（図29）に歯磨きのコツを紹介しましたが、大事なのは**「歯（前歯と奥歯）の外側・前歯の内側・奥歯の内側・噛み合わせ面」をそれぞれ意識しながら、丁寧にブラシを当てていく**こと。

ただやみくもに磨くのではなく、歯のどの部分をブラッシングしているのかを自覚しながら丁寧に磨きましょう。

図29　磨き方のコツ

歯の外側

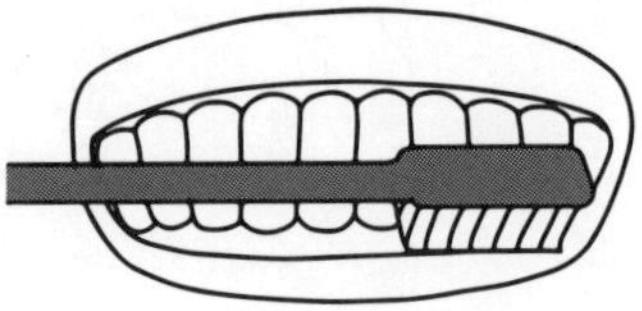

歯と歯肉の間に45度の角度で当てます。歯の側面は立てて磨くのもおすすめ。

前歯の内側

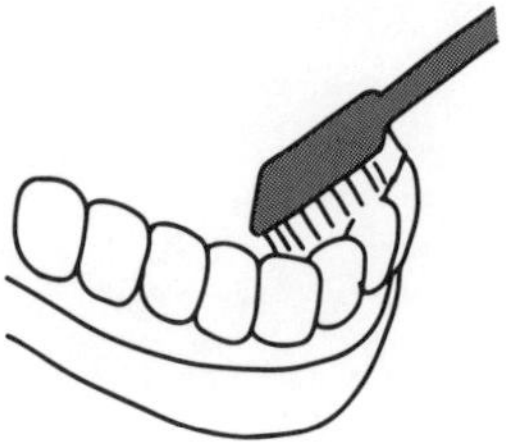

外側と同じく毛先を45度に。また、歯ブラシを立てて、歯の面、歯と歯の境目を磨きます。

奥歯の内側

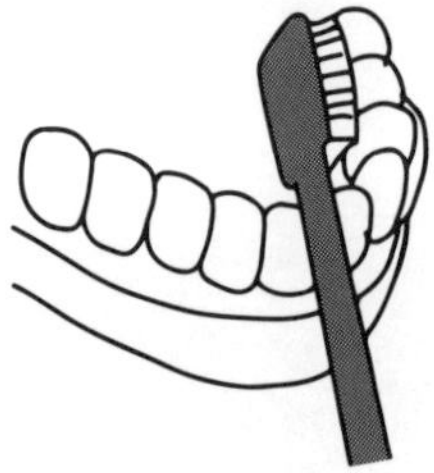

歯ブラシの際の部分を使い、細かく震わせるように動かします。

嚙み合わせ面

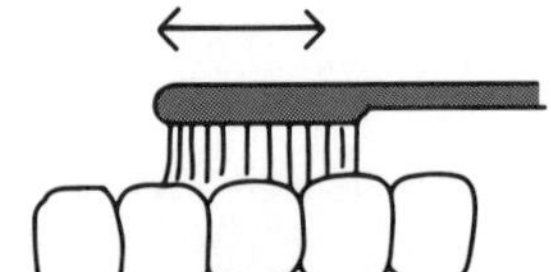

歯ブラシの毛先を歯のくぼみに当て、やさしく磨きます。

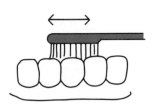

図30　歯周病対策に効果的な歯ブラシの使い方

おすすめは「バス」法

毛先が当たる角度を歯と歯肉に向け、45度の角度にします。
1本の歯につき20～30回、小刻みに震わせて磨きます。

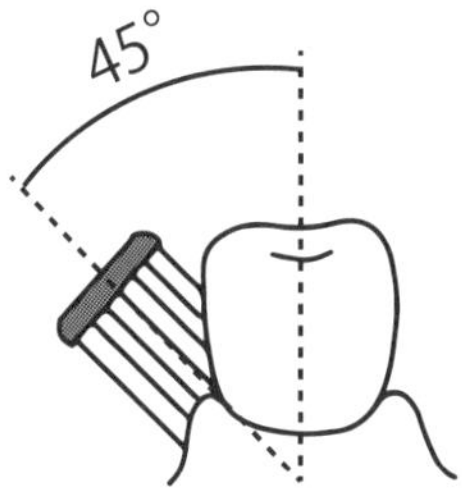

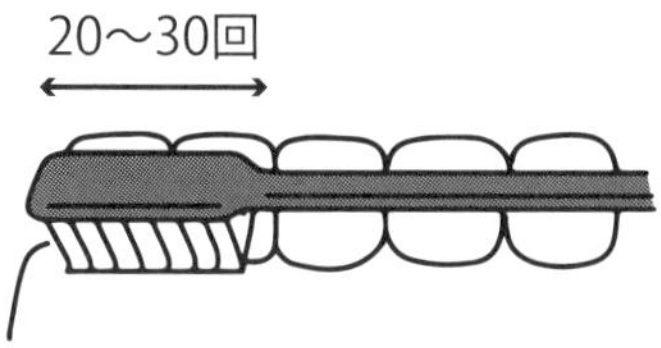

歯ブラシの持ち方

ペンのように歯ブラシを持つと、
ほどよい強さで歯を磨くことができます。

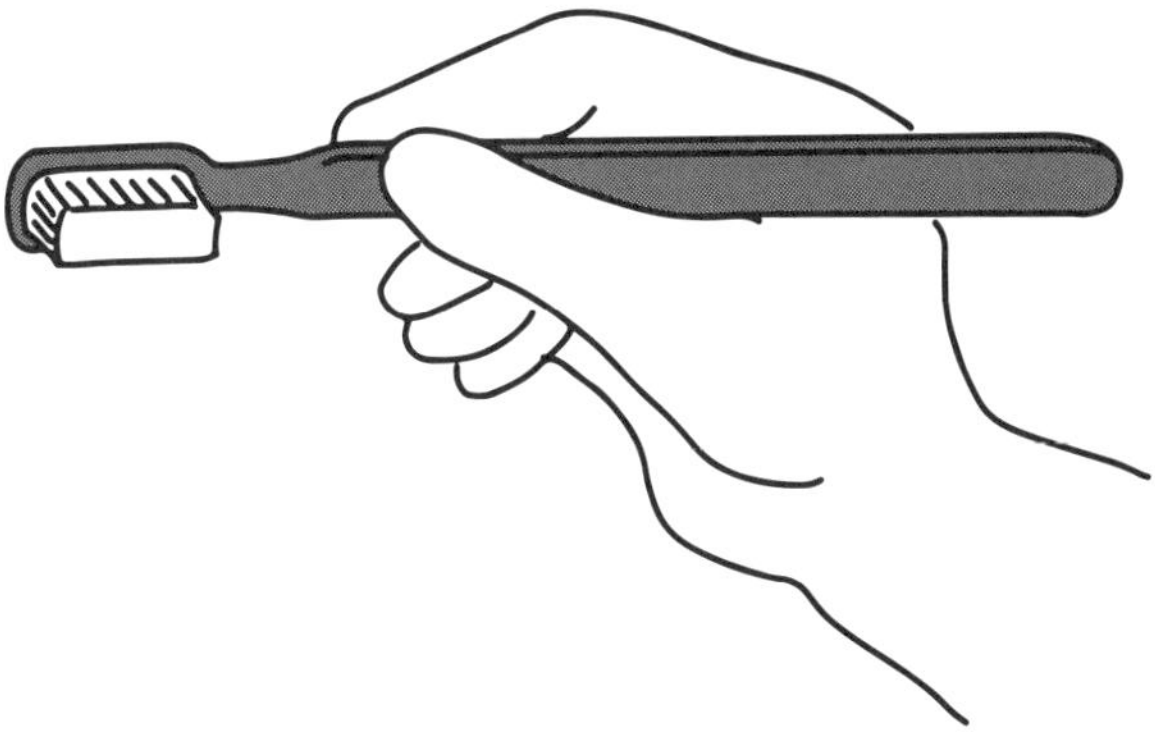

口内リセット①「歯磨き」
―時間よりもタイミングが重要―

歯磨きをするタイミングも大切です。**もっとも効果的なのは、寝る前と朝起きた直後**です。

歯周病菌などの口腔内細菌は、寝ている間に増殖しやすいため、就寝前にリセットし、寝起きに細菌を取り除くことが大切なのです。

加えて、毎食後に軽くでも歯を磨くことも重要です。

これは、食事によって生じる食べカスなどの口の中の付着物を取り除くため。**夕食後と寝る前の歯磨きは目的が違い、起床後と朝食後の歯磨きも同じく別モノ**です。

ただし、朝夕の食後の歯磨きは、起床後・就寝前にしっかりと磨いていれ

図31　歯磨きは「1日5回」が新常識

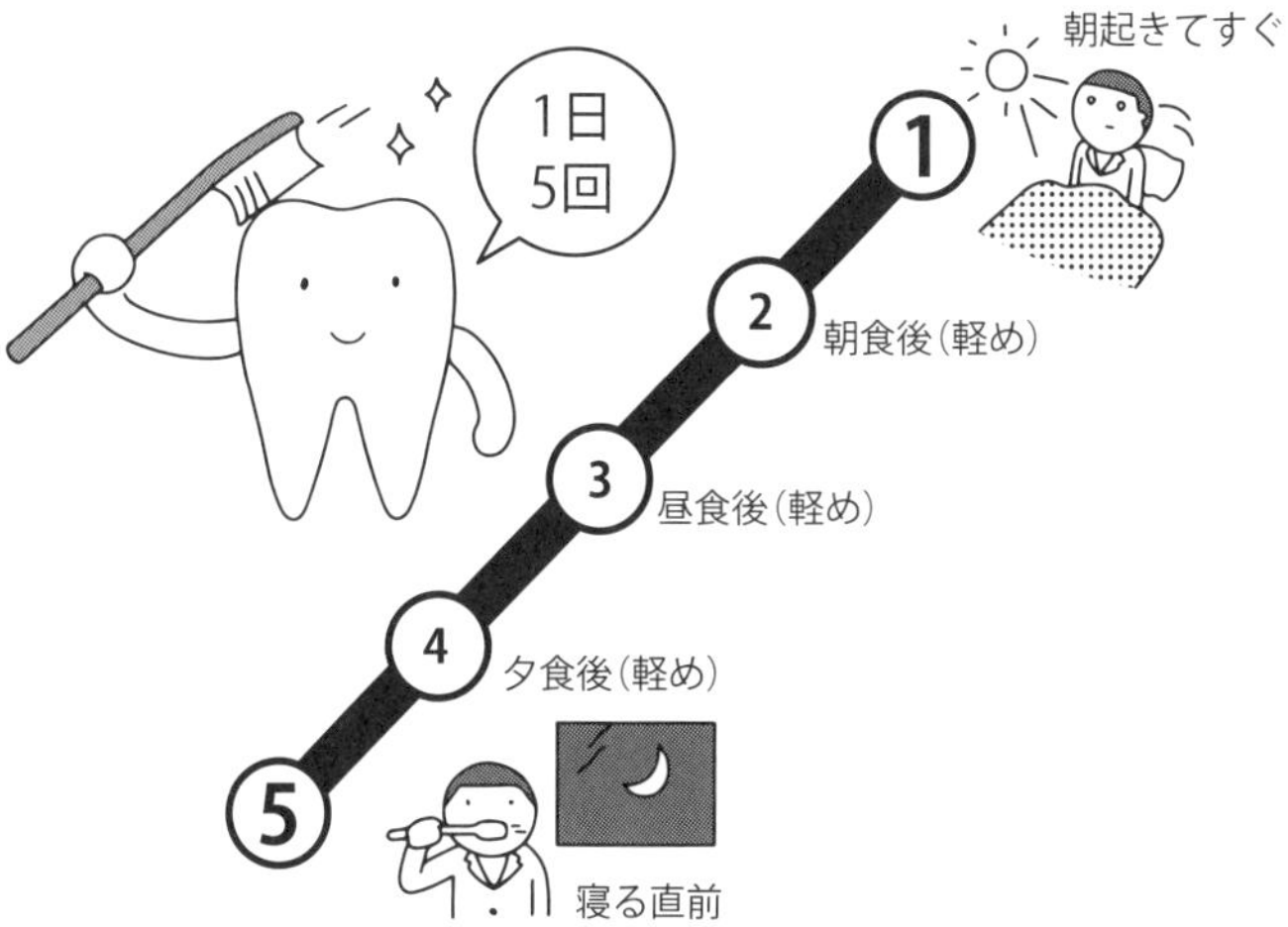

ば軽めでOK。1日5回の歯磨きを毎回完璧にやろうと思わず、楽な気持ちでスタートしてみてください。

また、「何分くらい磨けば良いのですか?」と聞かれることがありますが、**大事なのは時間ではなく、きちんと磨けたかどうか**です。時間にとらわれず、正しい磨き方を丁寧に実践することをまずは心がけてください。

口内リセット①「歯磨き」
—歯ブラシと歯磨き粉の選び方—

市販の歯ブラシは数多くあり、どんな歯ブラシを選べば？　と悩むことは多いのではないでしょうか。

ポイントは3つあり、**①隅々まで磨けるようヘッド部分が小さいこと　②かたさが普通で毛先がまっすぐなこと　③操作しやすいようにハンドルがまっすぐなこと**です。

いろいろな形状の歯ブラシが売られていますが、基本的に形がシンプルなほうが磨きやすくおすすめです。

また、**歯ブラシの交換の時期は「毛先が広がってきたら」**です。ヘッドを裏側から見て、毛先がヘッド部分よりはみ出して見えたら交換のタイミング。

図32　おすすめの歯ブラシ

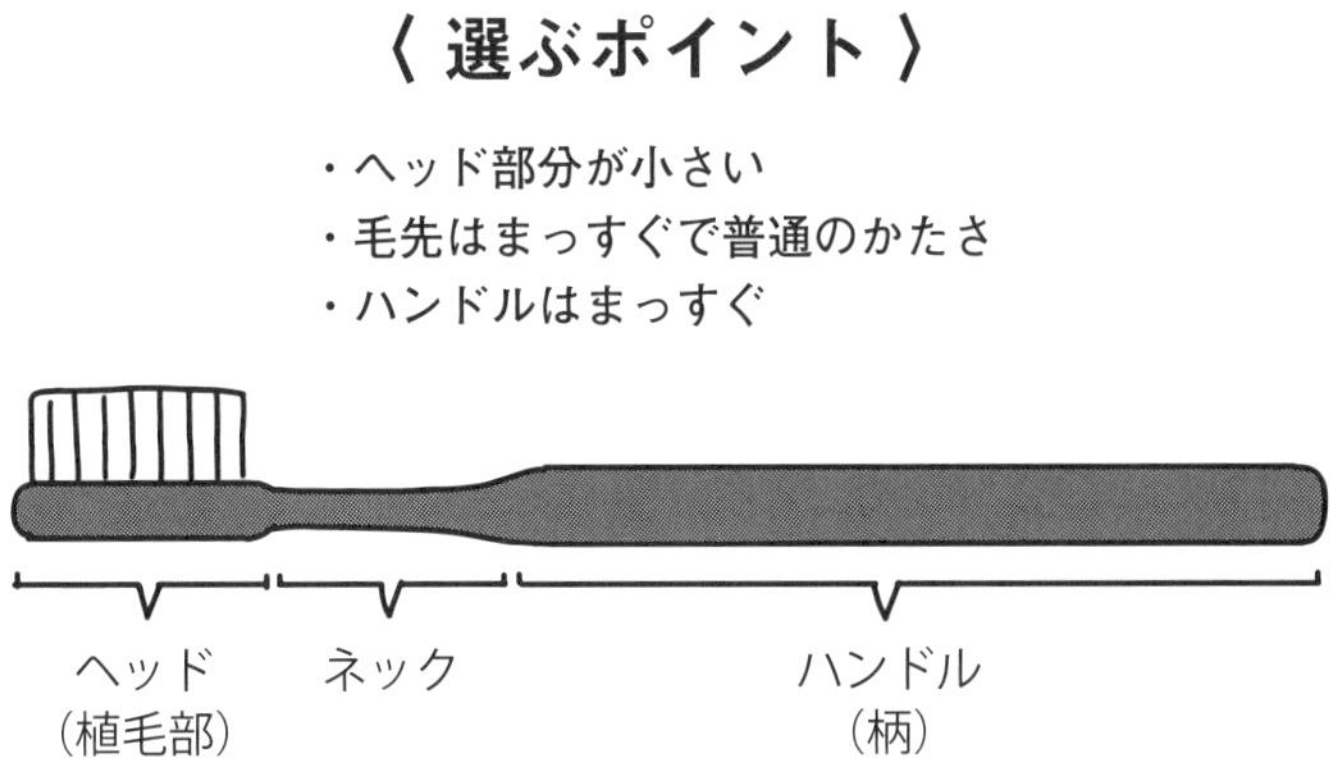

毛先が広がっているとブラッシングの際に力がうまく伝わらず、プラークの除去率が落ちてしまいます。

歯ブラシの寿命は通常約1カ月が目安です。1カ月よりも短期間で毛先が広がってしまうようなら、歯磨きの際に力を入れすぎている可能性があるので注意しましょう。

歯磨き粉も様々なものがありますが、成分をよく見て目的に合うものを選ぶことが大切です。147ページの表に基本成分と薬用成分を紹介しました。参考にしてみてください。

図33　歯ブラシの交換時期は?

〈ポイント〉

・歯ブラシの交換目安は約1カ月に1回
・ヘッドの裏側から見て、毛先がヘッドより
はみ出していたら交換時期。1カ月たたずに
はみ出したら力の入れすぎです。

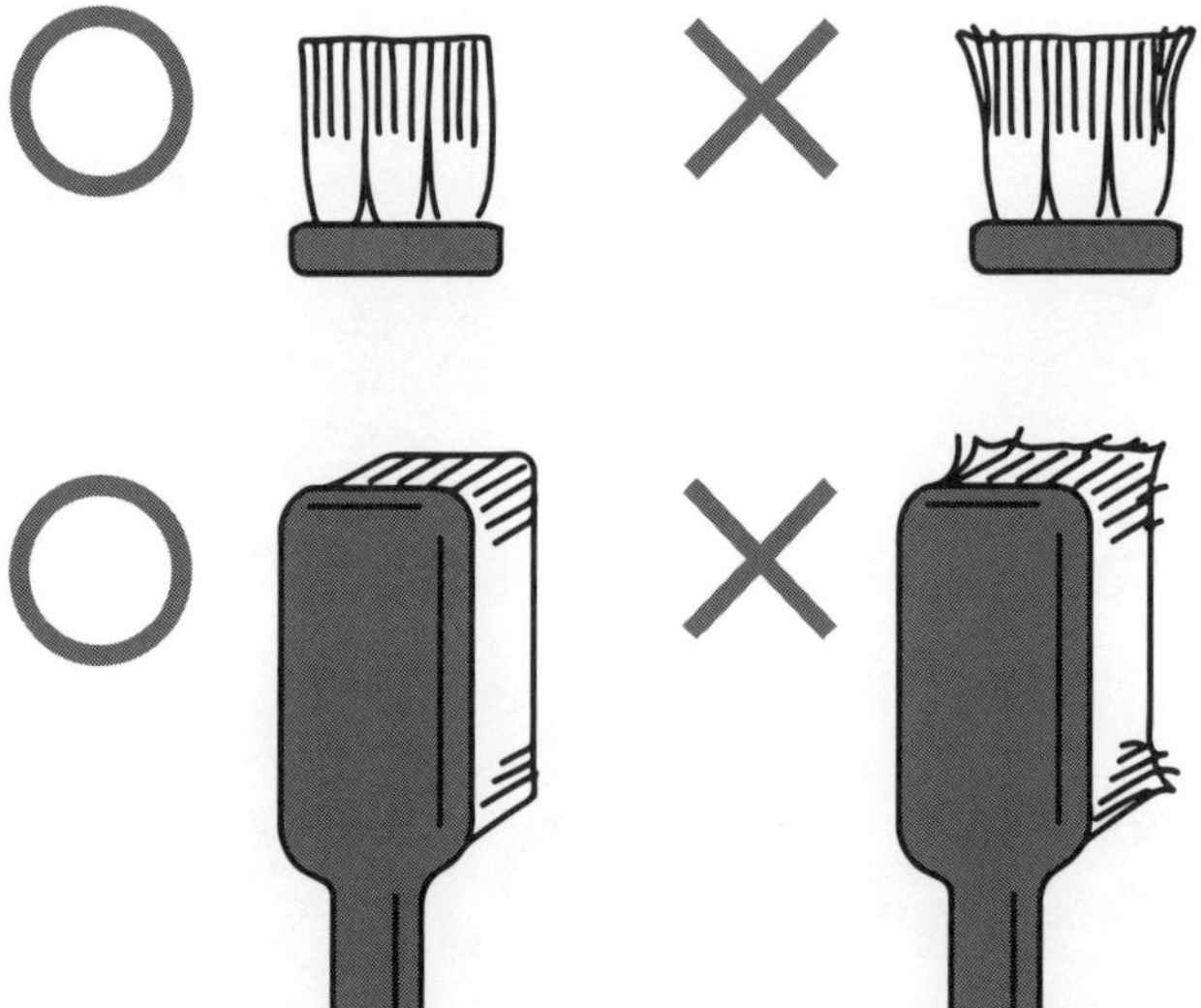

図34　歯磨き粉に含まれる主な成分

基本成分

研磨剤	リン酸水素カルシウム、水酸化アルミニウム、無水ケイ酸、炭酸カルシウムなど
湿潤剤	グリセリン、ソルビトールなど
発泡剤	ラウリル硫酸ナトリウムなど
香味剤	サッカリンナトリウム、メントール、ミント類など

薬用成分

虫歯予防	モノフルオロリン酸ナトリウム、フッ化ナトリウム
プラークの形成を抑える	デキストラナーゼ
プラーク中の細菌数を抑える	クロルヘキシジン類、塩化セチルピリジニウム（CPC）
バイオフィルムへの浸透、殺菌	イソプロピルメチルフェノール（IPMP）
抗炎症、抗アレルギー	グリチルリチン酸およびその塩類
抗炎症、組織の修復促進	リゾチーム
歯石予防	ポリリン酸ナトリウム、ピロリン酸ナトリウム、クエン酸亜鉛
知覚過敏	乳酸アルミニウム、硝酸カリウム、塩化ストロンチウム

口内リセット②「歯と歯の間のケア」

―より万全なプラーク対策を―

じつは、歯を磨くだけでは万全とはいえません。

完璧なブラッシングをしたとしても、プラークは61％しか除去できないことがわかっています。**磨き残しになってしまう残り約40％のほとんどは、歯と歯の間、歯と歯肉の間にあるプラーク**。この部分のプラークを完全に取り除くのは、歯ブラシではどうしても限界があるのです。

そこで、とくに食後のケアで活用すべきなのが「歯間ブラシ」や「デンタルフロス」「タフトブラシ」です。ある調査によれば、歯ブラシとデンタルフロスの併用によって、プラークの除去率は79％まで上がり、歯ブラシと歯間ブラシとの併用だと85％まで上昇するという報告があります。

図35　歯間ケアに必要なのは?

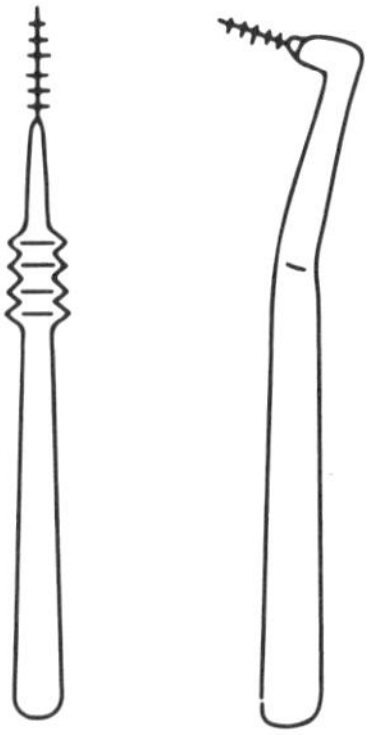

歯間ブラシ

・I型は前歯、L型は奥歯に適している
・奥歯はL型が基本だが、I型を少し折り曲げて使っても良い

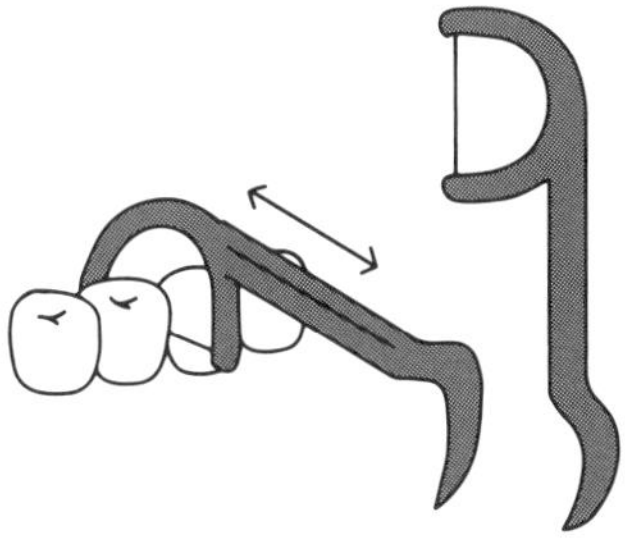

デンタルフロス

・歯と歯の隙間に糸を通して磨く
・歯の側面の虫歯や歯石、治療した歯の不具合などを発見しやすい

▶より徹底したい人は…〔タフトブラシ〕がおすすめ

・小さなヘッドで歯並びが悪いところなどを磨く
・歯ブラシが届きにくい奥歯の後ろなどを磨きやすい

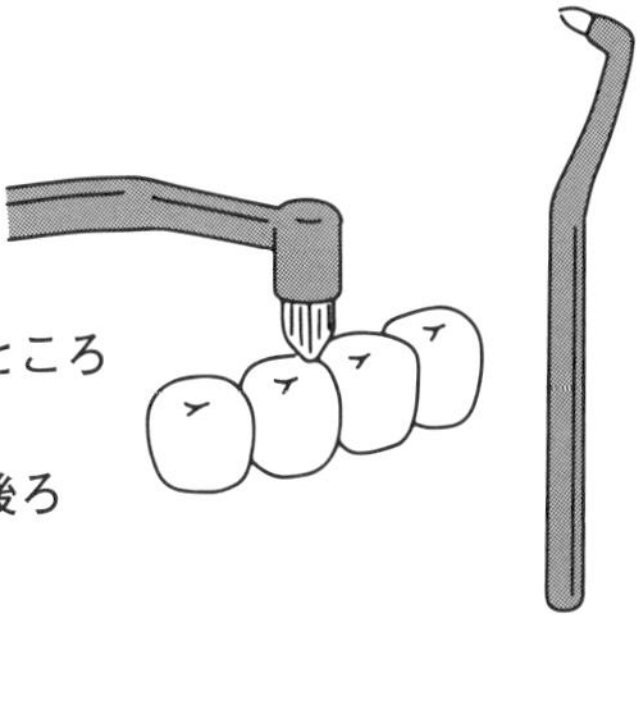

口内リセット②「歯と歯の間のケア」
―歯間ブラシの使い方―

歯間ブラシは使い方も簡単ですから、最初のケアとしておすすめです。

ただし注意点として、**もっとも細いサイズが挿入できない場合、使用はやめること**。無理な挿入は歯周組織を傷つける可能性があります。挿入できない場合、デンタルフロスの使用から始めてみましょう。

歯間ブラシは当てる部分の角度に合わせて根元から曲げることができ、歯と歯の間に入れやすいという利点があります。また、まっすぐに挿入したほうがスムーズな場合にはそのように使ってもＯＫです。

歯の隙間の大きさに合わせて様々なサイズを選ぶことができますが、**歯間に入れたときに少し抵抗を感じるくらいのサイズがベスト**です。

図36　歯間ブラシの使い方

①まっすぐに挿入する

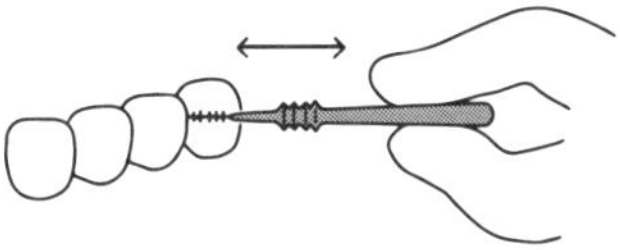

最初はまっすぐに挿入し、前後に動かす。

②根元から曲げる

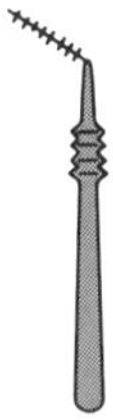

慣れたら使いやすい角度に曲げる。I字型を奥歯に使用するときは根元から曲げる。

③奥歯は両側から

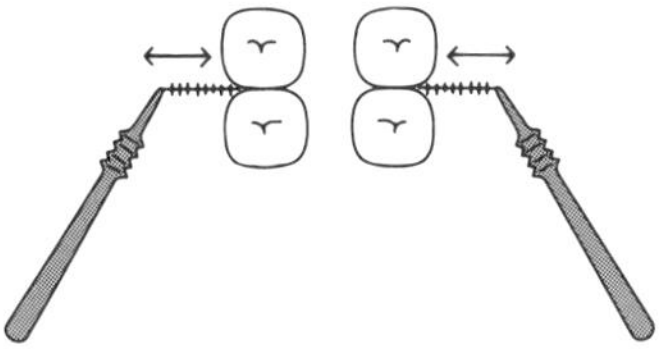

折り曲げたブラシを内側、外側の両方からまっすぐに挿入し、前後に動かす。

④多方向から

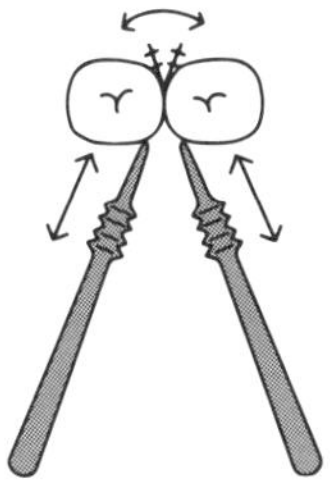

慣れてきたら、奥歯に沿って多方向から動かす。

口内リセット③「舌磨き」

―毎朝の習慣で一日を爽やかに―

112ページで、「舌は〝内臓の鏡〟ともいわれ、舌の状態を見ることで健康の度合いがわかる」と説明しました。舌の色や状態などが、健康のバロメーターになるからです。

あらためて、口の中にはたくさんの細菌が生息していますが、その中でも繁殖しやすいのが舌の上です。舌の上が汚いままだと細菌の繁殖が進んでしまい、体にも悪い影響を与えることになります。

舌の表面は凹凸のある構造になっていて、食べカスや口の中の粘膜がはがれ落ちたものなどにより細菌が繁殖しやすい環境になっています。その結果増えた細菌が堆積すると、舌の表面が白い苔状のものに覆われていきます。

これを、「舌苔《ぜったい》」といいます。

舌苔は歯周病菌の棲み処になり、口臭の原因にもなることからも、たまらないよう除去していくことが必要です。そのために必須なのが、「舌磨き」なのです。

口内リセット③「舌磨き」
―正しい舌の磨き方―

舌磨きを行うには、専用の「舌ブラシ」を使います。舌ブラシには市販されているもので、ブラシタイプやヘラタイプなど様々なものがあります。自分が使い心地の良いものを選びましょう。

日頃意識することは少ないかもしれませんが、舌はとてもデリケートです。

「舌ブラシ」は自分の使い心地や舌の汚れの程度に合わせて、舌を傷つけな

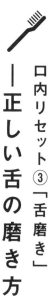

図37　自分に合った「舌ブラシ」を選ぶ

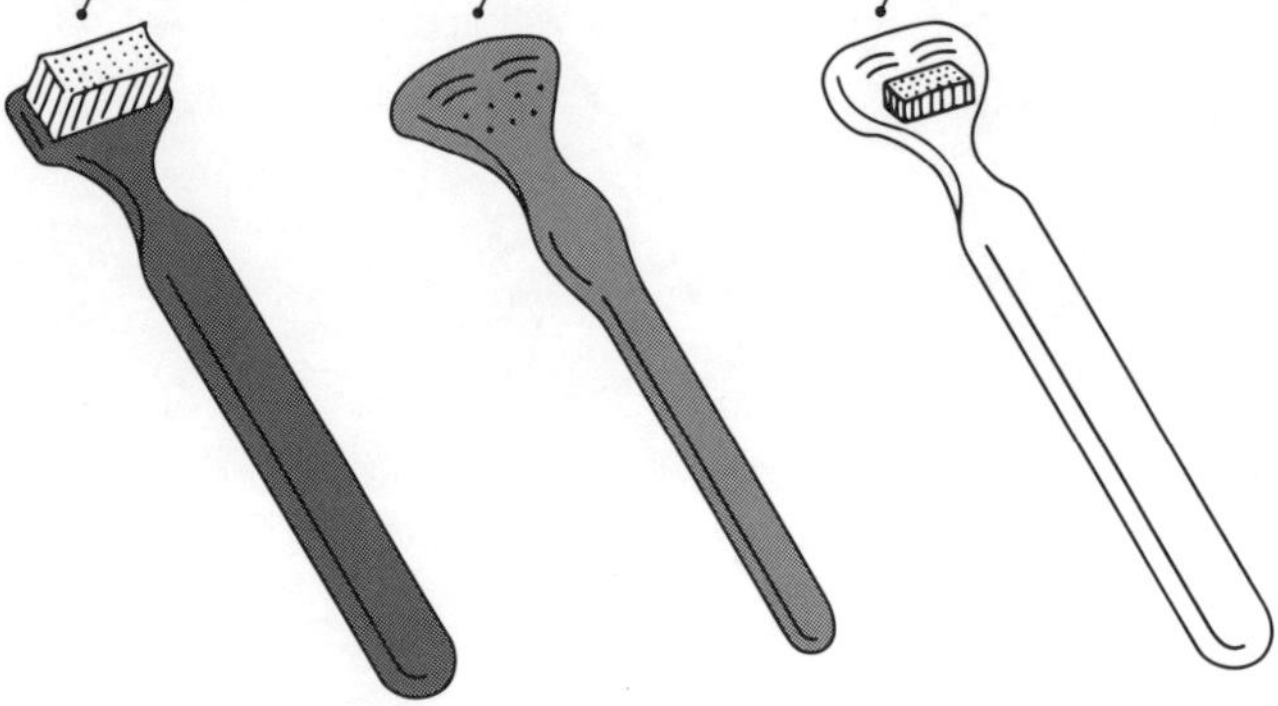

いよう選び方にも留意すべき。舌ブラシには次のような種類があり、それぞれメリット・デメリットがあります。

【ブラシタイプ】

隅々まで舌苔を取り除きたいという人に向いています。一般的なナイロンの刷毛《はけ》の場合、力を入れすぎると舌を傷つけてしまうので注意しましょう。

【ヘラタイプ】

舌の表面を傷つけることなくケアできますが、細かな舌苔まで取り除くのは難しい場合があります。

【ブラシとヘラが一緒になったタイプ】

舌苔をかき出す機能と、取り除く機能の両方を備えています。

また、磨き方はいたって簡単で、ポイントは次の3つです。

①舌を思い切り前に出して　②必ず「奥から手前に」磨く　③鏡を見ながら、舌苔のついている箇所を確認する

なお、歯ブラシでごしごしと磨いてしまうと、舌を傷つけてしまうので良くありません。

舌磨きは**1日1回、起床後に行う**だけで十分です。歯磨きと合わせて、ぜひ毎日の習慣として根付かせていくことをおすすめします。

ここまで、基本の「歯磨き」に加えて、歯間ケアや舌磨きといった方法をご紹介しました。

図38　舌ブラシの使い方

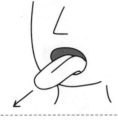

①舌を思い切り
前に出す

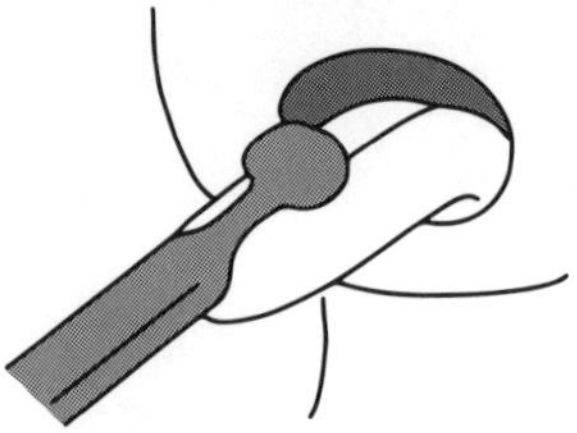

②必ず「奥から手前に」
磨く

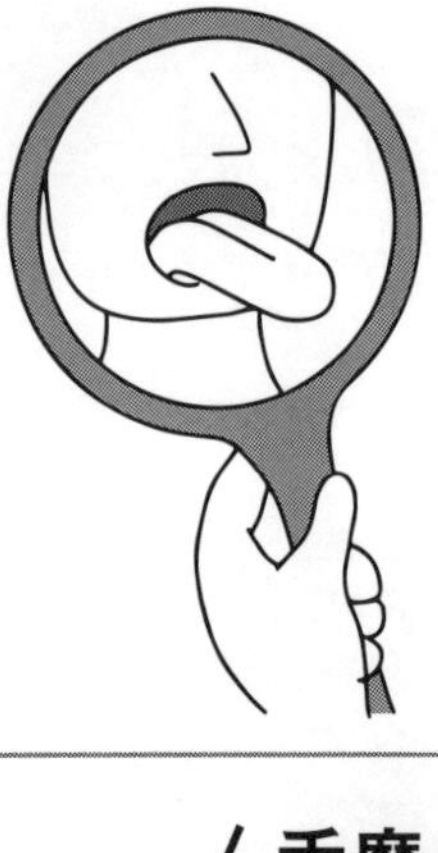

③鏡を見ながら、
舌苔のついている
箇所を確認する

〈 舌磨きのポイント 〉

・1日1回、起床後に行う
・舌磨き専用のブラシを使う

もしかしたら、すでに習慣化している方もいらっしゃるかもしれません。その場合は、復習の意味で正しく実践できているかを確認していただければと思います。

続けてご紹介する「口内リセット」の方法は、まだ実践している方は少ないのではないでしょうか。しかし、これまでの習慣に取り入れていただくことで、これまでの歯磨きの時間が格段にレベルアップします。ぜひ、あわせてやってみてください。

口内リセット④「唾液の分泌を促す」
—ドライマウスにご注意を—

口腔ケアの大切な要素のひとつに、「唾液の分泌を促す」ことがあります。唾液の持つパワーについては第5章（117ページ）で詳しく紹介しましたので割愛しますが、健康な人は1日に1〜1・5リットルもの唾液を分泌しているというから驚きでしょう。

一方で、この唾液の分泌量が極端に減ってしまい、口の中が乾く病気が「ドライマウス（口腔乾燥症）」です。

具体的には、10分間ガムを噛み続けて出る唾液の量が、10㎖以下だとドライマウスの可能性が高いといえます。

ドライマウスになると、口内に細菌が繁殖しやすくなり、歯周病や虫歯は

図39　1つでも当てはまったら早めに対策を!

CHECK LIST

- □ 口臭が気になる
- □ 舌苔が多い
- □ よく口内炎ができる
- □ ろれつが回りにくい
- □ 口紅がよく歯につく
- □ 口の中が粘つく
- □ 舌がなんだかピリピリする
- □ 喉がイガイガする
- □ 口呼吸をしがちである
- □ パサパサした食べ物が飲み込みにくい

もちろん、口臭の原因になります。

歯周病の原因になるということは、内臓脂肪の増加のほか、様々な病気のリスク要因にもなってしまうということなのです。

そこで、口の中が乾いていないか、ときおり自分の口の中を意識してみることをおすすめします。

上に「ドライマウス度」のチェックリストを紹介しました。ひとつでも当てはまるものがあった方は注意が必要です。この後紹介する方法で早めに対策をするようにしましょう。

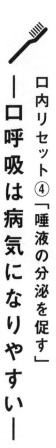

口内リセット④「唾液の分泌を促す」

―口呼吸は病気になりやすい―

普段何気なしに行っている呼吸ですが、鼻と口のどちらでするのが正しいのでしょうか?

答えは**鼻呼吸**です。

理由は、鼻腔《びこう》の奥の上咽頭《じょういんとう》にある組織が、**空気中の細菌やウイルスを取り除くフィルターの役割を担っている**から。

さらにいえば、鼻呼吸は、吸い込む空気に適当な湿度・温度を与え、空気中の細かなゴミや細菌を鼻腔内の毛や粘膜に吸着して、気管や肺を保護しています。それによって、細菌が体内に入っていくのを防ぐことができるわけです。

図40　口呼吸を防ぐための正しい舌の位置

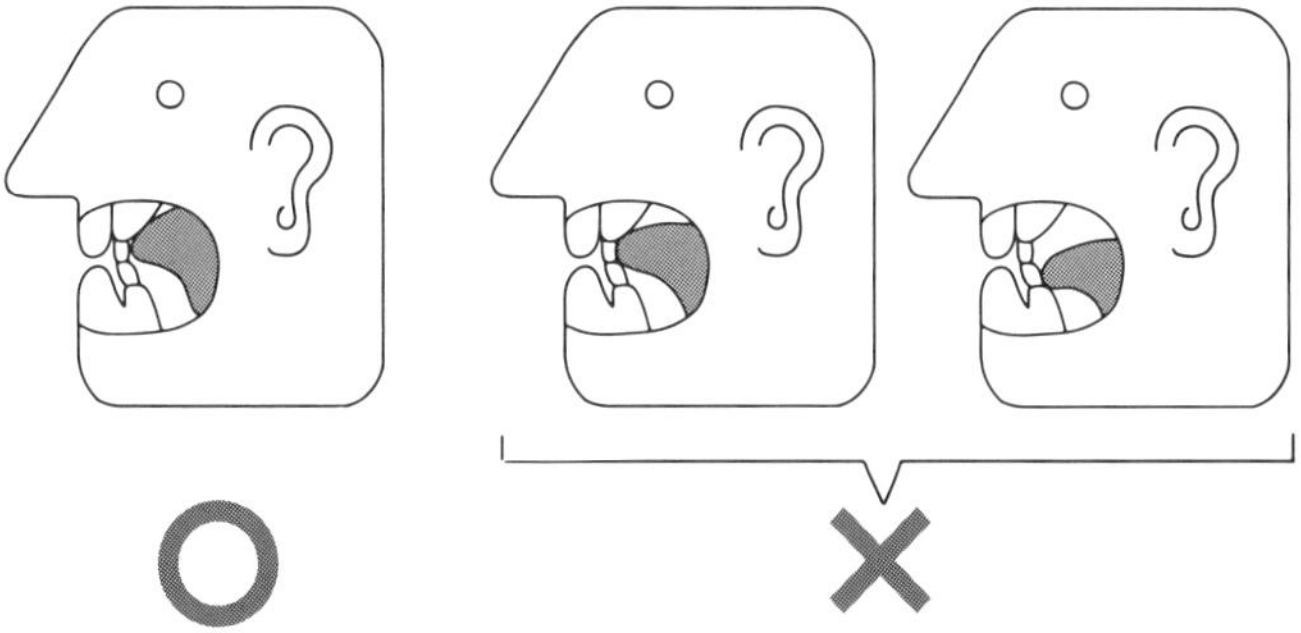

逆にいえば、口呼吸の場合は鼻のような防御機能が備わっていないため、口の中が乾燥してしまい、細菌やウイルスが侵入して繁殖しやすくなります。

それによって、風邪やアレルギーになりやすくなり、また歯周病をはじめ、様々な病気にかかりやすくなるのです。

できるだけ鼻呼吸をするよう気をつけたいものですが、現代人はアレルギー疾患などで鼻が詰まっていることも多く、それが原因で口呼吸をする人が増えているともいえます。

ちなみに、口呼吸には「舌の位置が下がっている」ことが関係しています。図40のように、舌の位置が下がってしまうと口呼吸の原因となります。意識して正しい舌の位置を保つように心がけてみましょう。

口内リセット④「唾液の分泌を促す」
―口臭予防にも努めよう―

本書では様々な病気を防ぐための口腔ケアについて説明してきましたが、健康には直接関わらないものの、多くの人が気にしがちな「口臭予防」についてもここで触れておきたいと思います。

一般的に、口臭は誰にでもある生理的口臭などがありますが、**80%以上は**

図41　口臭を予防するための3つのポイント

①歯周病を防ぐ	歯磨きなどによって、歯と口の中をキレイにします。歯科で治療することを検討する場合もあります。
②唾液の減少を防ぐ	食事のときによく噛んで唾液を出しましょう。口を動かすことに努め、唾液の分泌を促します。
③舌の汚れ(舌苔)を防ぐ	舌ブラシを使った舌磨きなどで、舌を清潔に保ちます。

口の中が原因です。

歯周病になると、増殖した歯周病菌が食べカスなどを分解してガスを発生し、特有の悪臭を発生させます。タマネギが腐ったような臭いである、「メチルメルカプタン」というガスがそれにあたります。

また、プラークや舌の表面にできる「舌苔」から生じる「硫化水素」も口臭の主な原因となるものです。

口臭は対人コミュニケーションにおいて気になりますが、だからといって気にしすぎてマウスウオッシュなどの洗口剤を使いすぎるのは禁物。本来、唾液に抗菌作用がありますから、**口を動かして唾液の分泌を促し、細菌が繁殖しにくい環境をつくることが大切**なのです。

このあと紹介する「唾液腺マッサージ」やすでに紹介した「舌磨き」（１５２〜１５７ページ参照）などを取り入れて、口の中の環境を清潔に保つことで口臭を防いでいきましょう。

口内リセット④「唾液の分泌を促す」
―唾液腺マッサージのやり方―

では、ドライマウスを改善し、唾液の分泌を促すための「唾液腺マッサージ」の方法を紹介しましょう。

唾液は唾液腺という器官から分泌されますが、その中の大唾液腺には「耳《じ》下腺《かせん》」「顎下腺《がっかせん》」「舌下腺《ぜっかせん》」の３つがあります（１２１ページ参照）。

耳たぶのやや前方にある耳下腺からはサラサラの唾液、下顎《したあご》にある顎下腺からはサラサラの唾液とネバネバの唾液、舌にある舌下腺からはネバネバの唾液が主に分泌されます。

これらの腺を外側から刺激して、唾液の分泌を促すのが唾液腺マッサージです。図42（１６６ページ）に、それぞれやり方を示しました。

マッサージを行うタイミングは寝る前が基本ですが、ドライマウスの人や、食べ物を飲み込みにくくなっている高齢者などは、毎回の食事の前にこのマッサージを行うことをおすすめします。

また**口の中が乾いたり、ネバついたりするときにも行う**ように習慣づけると良いでしょう。

図42　唾液腺マッサージ

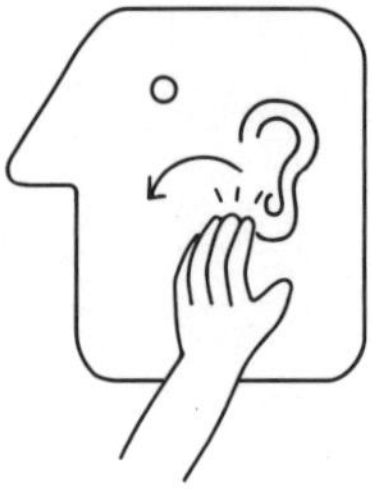

耳下腺《じかせん》

耳たぶのやや前方あたりに指をあて、
前方に向かって回しながら10回押す。

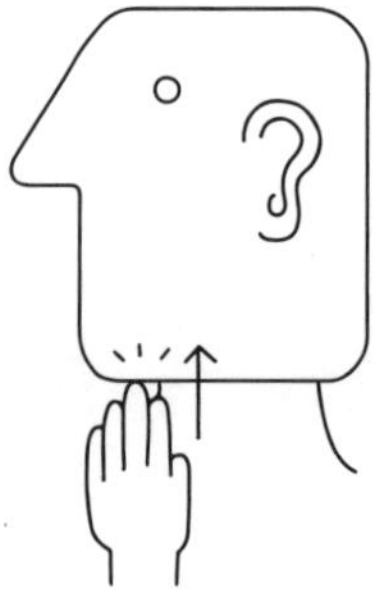

顎下腺《がっかせん》

顎の骨の内側、顎のラインの
くぼみ部分を3～4カ所、
上から下へ5回ずつ押す

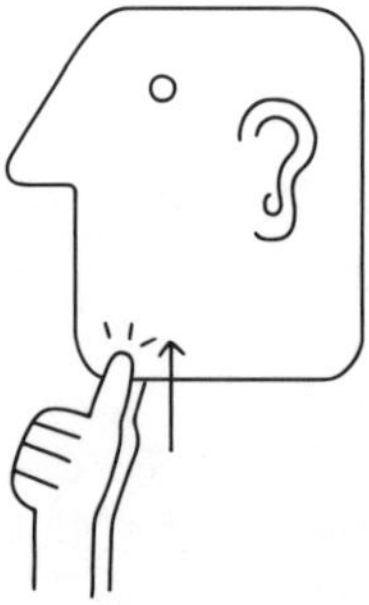

舌下線《ぜっかせん》

顎の際のとがった部分の内側に
両手の指先を当て、ゆっくりと
10回押し上げる

口内リセット④「唾液の分泌を促す」
―口呼吸を鼻呼吸に変える運動―

口呼吸は口の中の細菌を増やしてしまい、歯周病を引き起こす原因のひとつになります。

そのため「鼻呼吸」が推奨されるわけですが、すでに出てきた「ドライマウス度」チェックリスト（159ページ）の項目にあてはまる人を、鼻呼吸に変えていく体操があります。

「みらいクリニック」院長の今井一彰先生が考案された**「あいうべ体操」は、食後に10回、1日30回を目安に地道に続けると、舌力がついて自然と口を閉じることができるようになります。**

口を閉じるということは、鼻で呼吸をしているということですから、鼻呼吸がだんだんと習慣づいていくようになるのです。

口呼吸から鼻呼吸に改善することで、歯周病菌の発生リスクを減らせるほか、顔のたるみ・しわの改善による美容効果や脳の血流をアップさせる効果など、多くの効果が期待できます。

いきなり30回は難しいという人は、無理のない範囲から始めて、徐々に数を増やしてもＯＫ。

左の図を参考にして、ぜひ試してみてください。

図43　口呼吸を鼻呼吸に変えるための運動

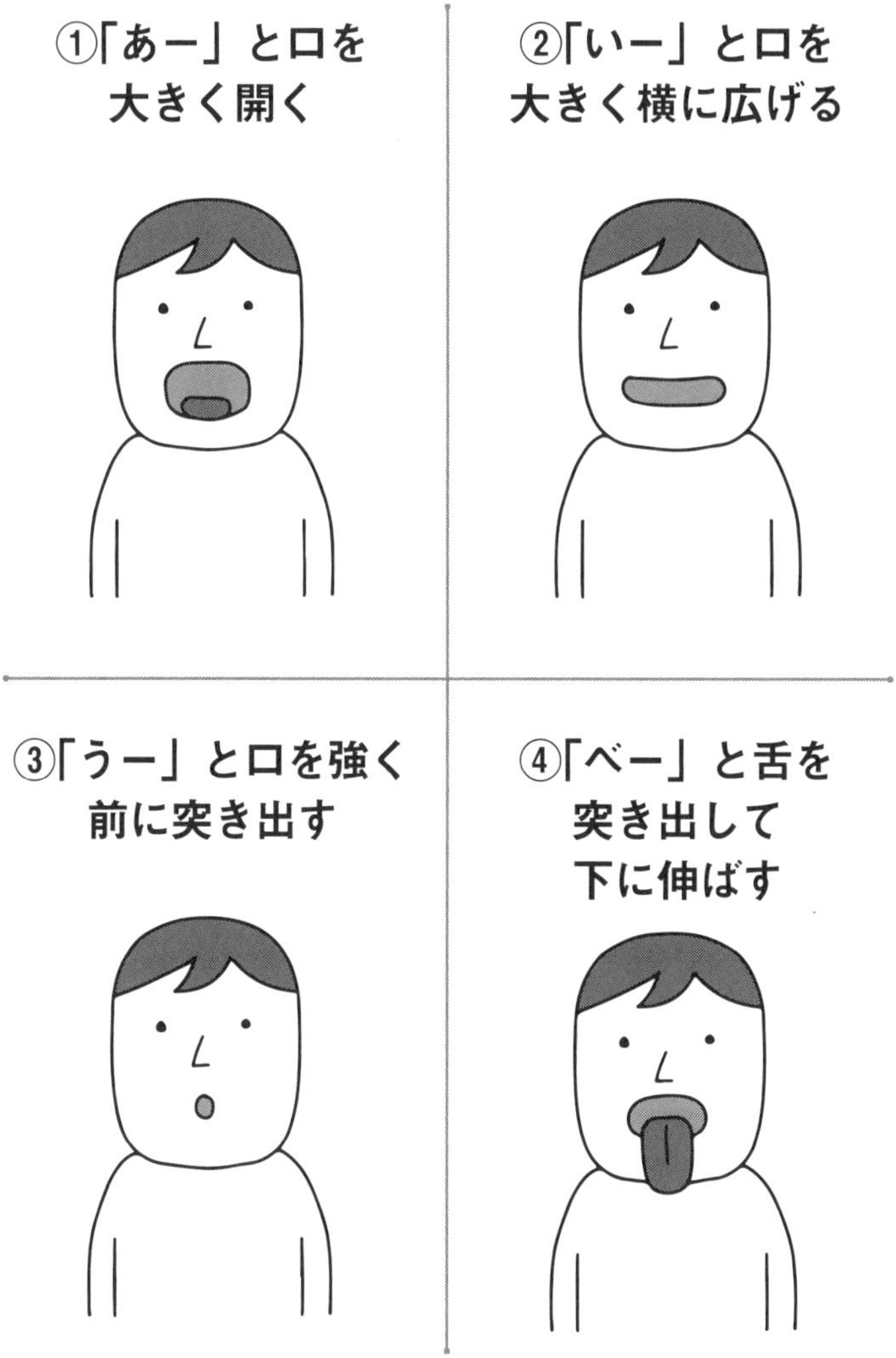
①「あー」と口を大きく開く
②「いー」と口を大きく横に広げる
③「うー」と口を強く前に突き出す
④「べー」と舌を突き出して下に伸ばす

口内リセット④「唾液の分泌を促す」

―自律神経の乱れも要因になる―

口内環境を健全に保つための唾液の重要性はおわかりいただけたかと思いますが、たとえば「自律神経の不調」が原因で唾液の分泌が減ることも考えられます。

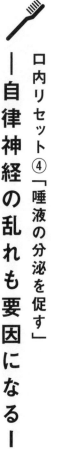

自律神経の不調は、ご自身でもなかなかわかりにくいものです。とくにストレスなどは自覚しないうちに蓄積し、それが原因となって、たとえばドライマウスなどが症状のひとつとなって表れるのです。

逆にいえば、ドライマウスなどの**口内環境の悪化を防ぐには、自律神経の乱れをなくすことが大事な要素のひとつ**ともいえるわけです。口の中が乾燥するドライマウスは、歯周病菌などの細菌が口の中に発生する原因にもなってしまいます。

良質の睡眠をとり、生活全体のリズムを安定させて自律神経を整えることを心がけたいものです。それが、ひいては「口内リセット」にもつながります。

口内リセット⑤「口周りの筋トレ」
―舌の筋トレ―

口腔ケアと聞くと、どうしても「口の中」のことと考えがちではないでしょうか。

実際、本書でも「口内リセット」という言葉を使っています。けれども、**口の中を健全に保つには「口の外」の機能を向上させることも重要。**あらためて本書でいうところの口腔ケアとは、口の中を清潔に保つことでトラブルを防ぐのに加え、全身の健康や生活の質（ＱＯＬ）の向上を目的に行うケアの総称をいいます。

そこには、口腔機能の向上などのリハビリを含んだ幅広い内容があり、舌や頬の筋肉など様々な部位のケアが含まれます。

そこで提案したいのが、左の図にあるような舌の筋トレです。舌の動きを支える筋肉はいくつかありますが、舌を動かしていくことでこれらの筋肉を鍛え、口腔の動きを活性化することができます。

図44　舌の筋トレを習慣づけよう

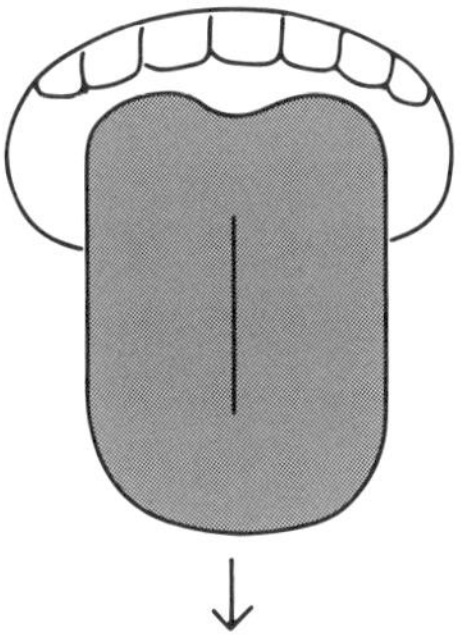

①舌を前に思い切り
突き出す。
一度引っ込め、
もう一度出す。
これを3回繰り返す。

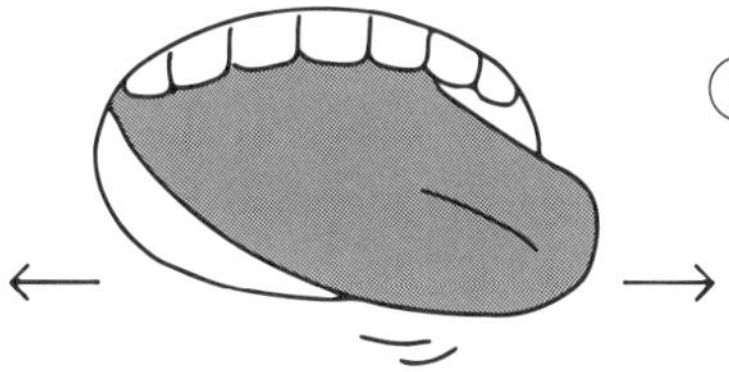

②出した舌を
左右に動かす。
これも3回行う。

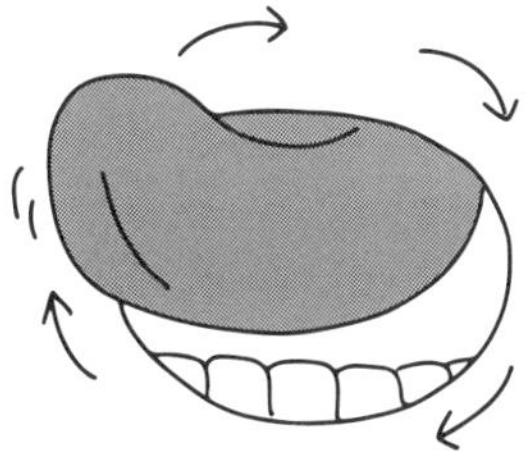

③唇をなめるように、
口の周りをぐるりと
動かす。
これも3回行う。

口内リセット⑤「口周りの筋トレ」
―舌回し運動―

前ページで紹介した「舌の筋トレ」に加えて、左の「舌回し運動」もおすすめのトレーニングのひとつです。

少し負荷の増す運動ですが、**舌や口周りの筋肉を鍛えることで口の動きが活発になるとともに、唾液腺が刺激されて唾液が出やすくなります。**

また、口腔のたるみを減らしていき、噛み合わせの改善にもつながるメリットが得られます。舌回し運動は特別な器具など必要なく、いつでも誰でも気軽に始めることができます。

次ページで紹介する「口周りの筋肉」のトレーニングも含め、積極的に舌を動かすことも、日頃の習慣に加えていってほしいと思います。

図45　「舌回し運動」のやり方

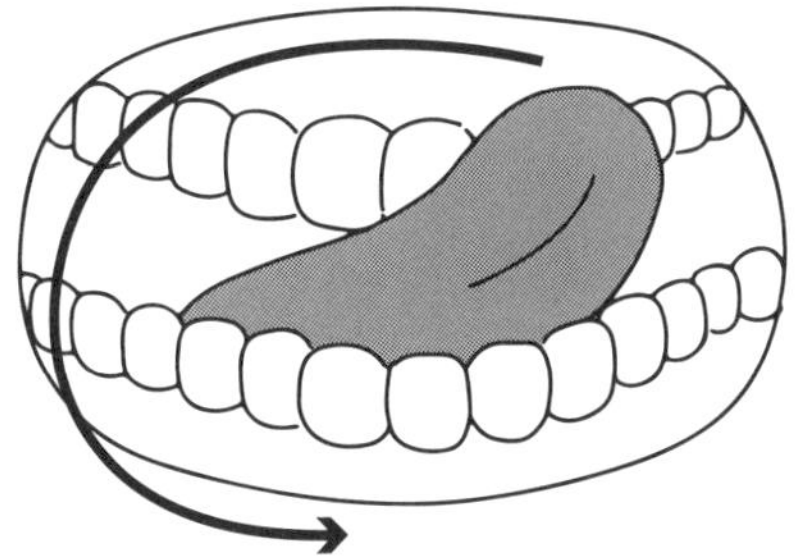

①唇を閉じて、唇と歯の間に舌を置く。
粘膜を舌でこするようにして、
歯の表面から歯肉に舌を当てながら、
右回りに5回ほど舌を回す。

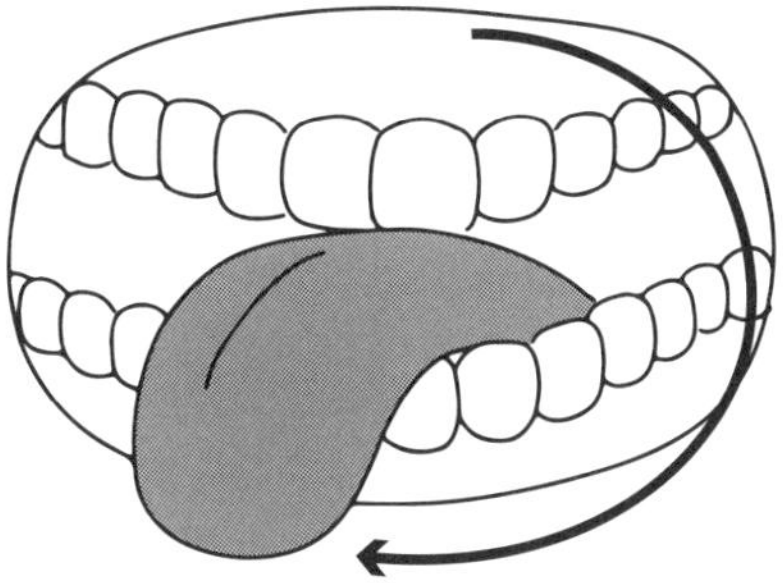

②逆も同じように5回ほど回す。
いずれも歯肉だけでなく、
頬のあたりでは頬が大きく膨らむくらい、
舌で内側から押すように。
慣れてきたら片側20回を目標に行う。

口内リセット⑤「口周りの筋トレ」
―口輪筋のトレーニング―

舌だけでなく、口周りの筋肉をよく動かすことでも「口内リセット」につながります。それによって口呼吸を防ぎ、唾液の分泌を促していくことができます。

顔は表情筋や咀嚼筋《そしゃくきん》など多くの筋肉組織がつながってできています。なかでも、**口の周りをつかさどっているのが口輪筋《こうりんきん》と呼ばれる筋肉**です。

口輪筋が衰えてしまうと、口を開けたままになってしまうことも多く、その結果口呼吸が増えるリスクも生じます。そうならないよう、普段から口輪筋を鍛えるトレーニングを習慣にするのがおすすめです。

図46　口輪筋を鍛えるトレーニング

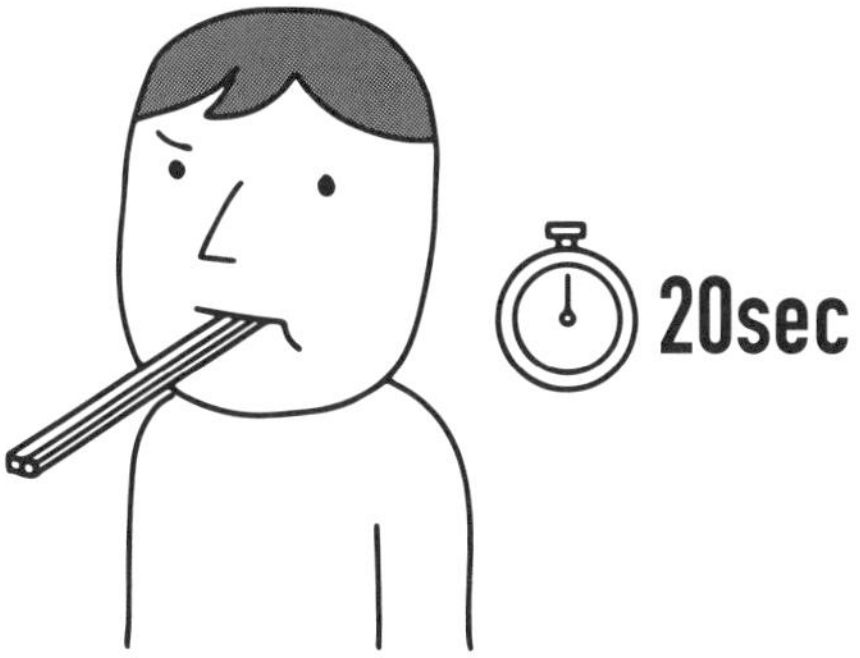

ただくわえるだけでなく、頬や口周りの筋肉に効いていることを意識しながら行ってみてください。きっと疲れを感じると思います。

上の図46に口輪筋を鍛えるトレーニングの一例を紹介しました。割りばしやストローなどの棒状のものをくわえ、20秒間その状態をキープするだけで口輪筋を鍛えることができます。

また、**口周りの筋肉を鍛えることで他の表情筋にも刺激を与え、顔の老化を防ぐ効果も期待できます。**

毎日の生活に「口内リセット」を取り入れよう

「口内リセット」を行うタイミングについて、ここであらためて確認しておきましょう。

「歯磨き」は磨き方（138〜141ページ参照）と同様にタイミングも重要で、**「就寝前」「朝起きてすぐ」**と**「毎食後」**ということになります。

そして歯磨きに加えて、**食後のケアには歯間ブラシを活用する**ことも大事です。

というのも、**ものを食べたり飲んだりすると、8時間以内に細菌が歯の表面に定着し、プラークを形成してしまうから**です。そうなる前に、歯と歯の間のケアでより万全なプラーク対策を行う必要があります。

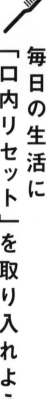

とはいえ、忙しくて歯磨きをゆっくり行う時間がないな……と思った人は、電動歯ブラシを活用するのも手です。また自分でブラッシングを行うのがどうしても苦手な方は、電動歯ブラシを併用することでケアの効果を高めることもできます。

電動歯ブラシには「音波歯ブラシ」（毎分約3万回の音波振動で、歯面に1カ所につき数秒間当て、次の歯面にスライドさせる方法）や「超音波歯ブラシ」（毎分約120万～160万Hz程度の超音波振動。音波歯ブラシと違い、手動で小刻みに動かす必要があります）などがあり、**歯磨きの「時短」が可能**です。

また、やや深い部分のプラークも清掃できるなど様々なメリットが期待できます。

ただし、せっかくの便利なアイテムも、正しい使い方をしなければ効果は半減してしまいます。機能性を過信することなく、歯間ブラシを併用するなどで効果を高めるようにしましょう。

また、**舌磨きは起床後、唾液腺マッサージや口周りの筋トレは基本的に、夜寝る前の習慣として実践していく**ことをおすすめします。

毎日の習慣化が何より大事です。リラックスできる時間帯に無理なく続けていくようにしましょう。

第7章

口の中を
キレイにする
おすすめ生活習慣

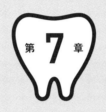

たんぱく質で「食べる力」をアップ

第6章で紹介したような「口内リセット」を毎日の習慣として定着させることは、歯や舌が健康的な状態になり、食べ物を「美味しく食べる」ことにつながります。

あわせて「何を食べるか」「どのように食べるか」に気をつけることでも、口の中をキレイにしていくことができます。

高齢になっても自分の歯が維持できる人が増え、注目されるようになったのが噛む力、飲み込む力などの「食べる力」です。

食べ物を**「噛む力」は、内臓脂肪を減らす点でも大きな意味がある**ことは、すでにお話したとおりです。

硬いものを噛むことができないと、次第に肉を避けるようになり、たんぱく質の摂取量が減ってしまいます。

たんぱく質の摂取量が減ると、筋肉が減少し、サルコペニアやフレイルといった要介護に陥りやすい状態が起こりやすくなります。必然的に運動量が減り、内臓脂肪増加のリスクが高まります。

内臓脂肪を落とすには「噛む力」が重要と繰り返し説明してきましたが、**しっかり噛むためには、丈夫な歯であるのはもちろん、口周りの筋肉も必要**です。足腰の筋肉と同じように、噛むための筋肉を維持するためにも、必要な栄養を十分に摂らなければいけません。

筋肉をつけるために必要な栄養素、それがたんぱく質なのです。

食べ物を噛んだ後は、飲み込む力（嚥下《えんげ》機能）も大切です。嚥下機能を支えているのは喉の筋肉ですから、やはりここでも筋肉が必要です。

食べ物をうまく飲み込むことができなくなると、栄養を十分に摂ることが難しくなります。 食事の中心が飲み込みやすい形態のものになると、どうしても栄養が偏りがちになり、肉などの摂取が減ってたんぱく質不足になりやすくなります。

そうなる前に、肉をはじめ、卵、魚、豆腐などでたんぱく質を補い、野菜、豆類、きのこ、海藻などの食物繊維を摂るようにしてください。そうすれば、「噛む力」「飲み込む力」を上げていくことにつながり、内臓脂肪を減らしていくための土台を作ることができます。

たんぱく質を摂るときは「PFCバランス」を意識して

たんぱく質を摂ることの必要性をもう少し述べておきましょう。

折りに触れて「オーラルフレイル」の怖さについて紹介してきましたが、「噛む」「飲み込む」「しゃべる」という口の機能を支えているのは、口周りの筋肉です。一つひとつは小さな筋肉ですが、それらが連携して動くことで口の機能は維持されています。

口周りの筋肉を維持するために必要な栄養素がたんぱく質というわけですが、たんぱく質にもいくつか種類があります。

その中で、筋肉を強くするという点では、**肉や卵、魚などの動物性たんぱく質が効果的**といえます。

ちなみに、1日に摂りたいたんぱく質は、たとえば65kgの人は65gというように、体重と同じグラム数を食べると良いとされています。

目安として、肉100gに含まれるたんぱく質は約20gですから、足りない分は卵や魚、大豆など他の食材とうまく組み合わせてバランスよく食べると良いでしょう。

図47　PFCバランスを意識した食生活を

〈ポイント〉

PFCの割合はそれぞれ30：20：50に

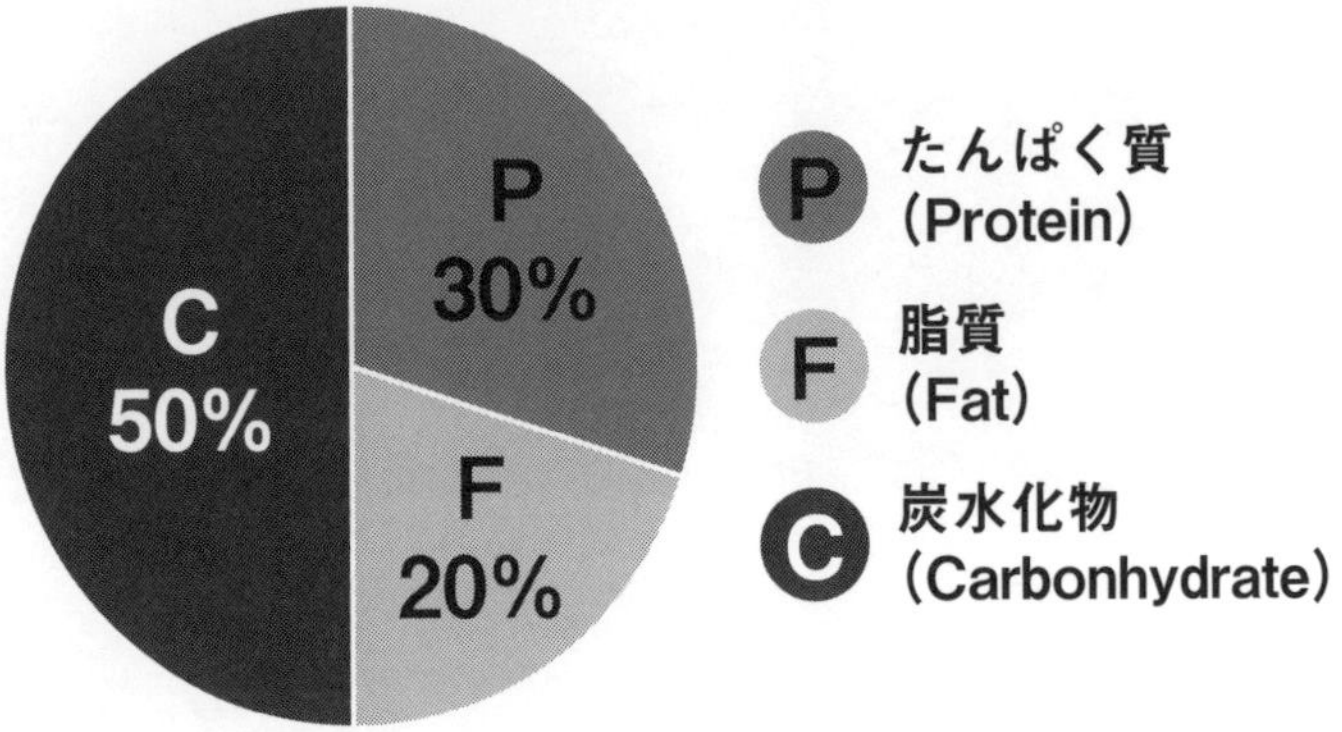

また、**たんぱく質＝P（プロテイン）、脂質＝F（ファット）、炭水化物＝C（カーボハイドレート）の摂取バランスはそれぞれ30：20：50にするのがひとつの目安**です。

糖質を多く含む炭水化物はできるだけ抑えつつ、適切な「ＰＦＣバランス」を心がけ、たんぱく質をしっかり確保する食生活を意識していきましょう。

いちばん効果的な方法は、「プラス10回余計に嚙む」こと

しっかりと嚙む習慣をつければ、内臓脂肪を減らせます。ただ、漠然と「しっかり嚙む」と考えているだけでは、具体的に実行して続けていくのは難しいかもしれませんね。

そのためにも私は食事の際、**ひと口につき30回咀嚼《そしゃく》して、美味しさを嚙みしめながら料理をゆっくりと味わう**ことを奨励しています。

とはいえ、日頃早食いが習慣になっている人はなおさら、ひと口ごとに30回ずつ嚙むのは、食事に「時間がかかって大変……」ということもあるでしょう。その場合、最初から無理する必要はなく、たとえば**「いつもより、プラ**

ス10回余計に噛む」ことから始めるようにしてください。
何よりも、友人や同僚、家族と一緒に会話を楽しみながらする食事の時間を大事にしてください。そうすることで早食いが防げますし、ゆっくり噛んで食べることにつながります。

「箸置き食事法」なら自然とたくさん噛める！

1人での食事になる場合には、私は「箸置き食事術」の習慣化をおすすめしています。**少し食べたらこまめに箸を置く「箸置き食事法」**によって、よく噛んで食べることを自然と実行できるのです。

ひと口ごとに箸を置くのがもっとも効果的ですが、それだと大変……という人には、最初は2~3口ごとに箸を置きながら、十分に咀嚼をして食べる

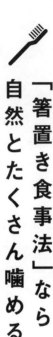

図48　箸置き食事法で「よく噛む」習慣を

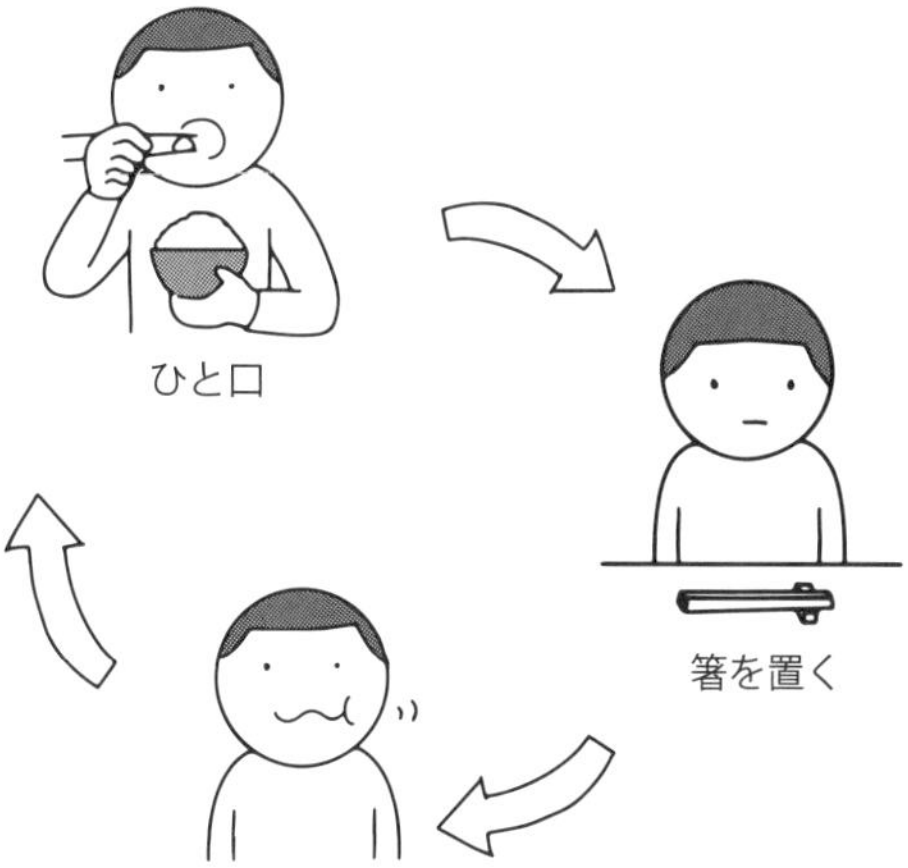

習慣をつけると良いと思います。

よく噛んで食べると、食べたものが細かく砕かれ、唾液の分泌も促されて食べ物によく混ざるので消化吸収力も高まります。**よく噛み、早食いを防ぐ工夫をすることによって、内臓脂肪がつきにくくなる**わけです。

内臓脂肪を落としたいなら、誰にでもすぐにできるのがこの「よく噛んで食べる」ことです。

第6章で紹介した「口内リセット」で土台をつくりつつ、新たな生活習慣として続けてみてください。

食べながら口の中をキレイにしてくれるすごい食品

歯周病を防ぐために、積極的に摂ったほうが良い食べ物や栄養成分があります。

歯や、歯を支える歯槽骨を丈夫にする栄養素としては「カルシウム」が代表的ですが、そのほかにも口内環境を良くしていくための栄養素は多くあります。

たとえば、抗菌作用のある「カテキン」や、唾液を増やす働きのある「亜鉛」や「グルタミン酸」「ケルセチン」などが挙げられます。これらを日頃から継続的に摂っていくことで、食べながら口腔ケアをすることができるのです。

図49　口の中をキレイにしてくれる食べ物たち

直接清掃性食品

レタス・セロリ・にんじん・ごぼう・
海藻・キノコ・コンニャクなど

間接清掃性食品

梅干し・酢の物など
酸味の強いもの

また、食べることで口の中を清掃してくれる食品があるのをご存じでしょうか。**食物繊維や水分の多い生野菜（レタスやセロリ、キャベツやにんじんなど）は「直接清掃性食品」と呼ばれ、噛むことによって口の中をキレイにしてくれます。**

噛むことで食物繊維の働き、また野菜の水分が出て、歯や歯肉の汚れを落としたり、唾液の分泌を促して口の中をキレイにしてくれるわけです。

ほかに**「間接清掃性食品」というものもあり、梅干しや酢の物などが**

当てはまります。これらを食べることで唾液が分泌され、食べカスなどを洗い流してくれます。

たとえば野菜などは食事の最初に食べることが推奨されていますが、口の中をキレイにすることを考えたとき、**食事の最後にもう一度野菜を食べることもおすすめ**だと考えています。

食事の最初にしっかりと野菜を食べ、おかずや主食を食べた後、もう一度生野菜を摂る。または梅干しや酢の物などを進んで食べる。清掃性食品を最後に摂ることで、食後の口内を掃除してくれるわけです。

ちなみに清掃性食品の逆に位置するのが、「停滞性食品」と呼ばれるもので、キャラメルやビスケット、チョコレートなどのお菓子などが挙げられます。

これらは砂糖や油分を多く含むうえに、歯にまとわりつきやすいことが特徴の虫歯になりやすい食品です。食べた後にはしっかりと口の中をリセットしましょう。

「うがい×カテキン」効果で感染症を予防する

口の中には歯周病菌をはじめ、様々な細菌が棲んでいます。じつは肛門にいる細菌数よりも多いとされ、菌の数だけで比較すれば口の中はお尻の穴よりも汚い!?　なんてこともいえるかもしれません。

だからこそ、本書で紹介しているような方法で「口内リセット」し、口の中を絶えずキレイにしていくことが大事なのですが、同時に、ある飲み物を積極的に摂ることでも、こうした細菌を退治することにつながります。

その代表的な飲み物が、緑茶です。

緑茶に含まれるカテキンには抗菌・殺菌作用があり、細菌の細胞膜を破壊

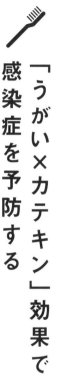

し、殺菌する作用があります。また**毒素を産生する細菌に対して、毒素を無効化する力があるというスグレモノ**なのです。

緑茶はただ飲むだけでなく、普段口をゆすいだり、うがいをするときに緑茶を使うのも賢い方法です。カテキンの持つ抗菌作用と抗炎症作用によって歯肉の炎症を防ぎ、さらには風邪やインフルエンザなどの感染症予防にも役立ちます。

緑茶を使って口の中をキレイにする方法はいたって簡単です。**少量の緑茶を口に含み、ブクブクとゆすぐ**だけ。口を閉じたまま、緑茶を正面の歯にぶつけるようなイメージで、口の中で強い水流を起こします。10回ほどぶつけたら緑茶をはき出し、これを3回繰り返しましょう。

口をゆすぐ効果に加えて、カテキンの効能によって抗菌作用がいっそう効果的になるわけです。

緑茶は、**なるべくカテキンの多い商品を選ぶほうが効果的**です。とはいえ、ただ吐き出すために緑茶を使うのはもったいないですから、ぜひ普段の生活の中に緑茶を飲む習慣を取り入れ、その中で口をゆすぐことも試してみてください。

口をゆすぐという動きは、口の周囲の筋肉を鍛えることにもつながりますから、ぜひ日々の習慣にしていくことをおすすめします。

高カカオチョコレートで歯周病が予防できる！

甘いものは虫歯になる……子どもの頃からそんなふうに言われ、食べたいお菓子をひたすら我慢させられた人は少なくないかもしれませんね。

たとえばチョコレートもそのひとつ。「甘いチョコレートは虫歯になりそう」と思われるかもしれませんが、チョコレートには、じつは虫歯を防ぐ作用があることが近年の研究で明らかになりました。

もちろん、どのチョコレートでも効果が高いというわけではなく、おすすめなのが、**カカオ含有率70％以上の高カカオチョコレート**です。

反面、カカオの量が少なく、砂糖やミルクが中心になっているチョコレートは、やはり虫歯の原因になりますので要注意。カカオの含有率に着目してチョコレート選びをする必要があります。

高カカオチョコレートがなぜ良いかというと、**カカオに含まれるエピカテキンというポリフェノール成分に抗炎症作用があり、歯周病に対する予防効果が数多く報告されている**からです。

また高カカオチョコレートは食物繊維も豊富で、歯周病予防のほかにも様々な健康効果が考えられます。糖質の吸収が遅くなることで血糖値を下げたり、内臓脂肪を燃焼させる効果が期待できます。

実際に私のクリニックでは数年前から、血糖値が高めの患者さんに、カカオ含有率70%以上のの高カカオチョコレートを食事前に食べることを推奨してきました。500人以上の方が行ってくれたところ、大半の人の血糖値が下がり、体重も減少するという結果が得られました。

ポリフェノールは赤ワインに含まれていることが知られていますが、高カカオチョコレートは、赤ワインの実に5倍以上のポリフェノールが含まれているというスグレモノです。

甘いものを安易に敬遠するのではなく、日々の間食として高カカオチョコレートを常備しておくと良いでしょう。

一度に食べるともったいない！高カカオチョコレートは「小分け」がおすすめ

高カカオチョコレートは、やみくもに食べれば良いわけではありません。というのも、カカオチョコレートに含まれるポリフェノールは食べてから約2時間後に効果が高まり、4時間ほどで効果が消えてしまいます。また体内にとどめておくことができず、余分なものは体外に排出される性質があるため、一度にたくさん食べても効果は薄いのです。そのため、**1日に3〜5回程度の小分けにして食べるのが上手な摂り方**といえます。

小分けにする1回の量は、5グラムが目安です。1日3回にするなら基本的に朝食前・昼食前・夕食前が効果的です。食事と食事の間に少し食べて1日5回に分けるのもＯＫです。

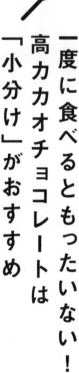

図50　高カカオチョコレートの健康効果

- 血圧の低下
- 抗酸化作用による歯周病予防
- 虫歯菌の抑制
- 動脈硬化のリスク低減
- 血糖値の低下
- HDL（善玉）コレステロール値の上昇
- 口臭の低減　　　　　など

〈効果的な食べ方〉

- 食べるのはカカオ含有率70%以上のチョコレート
- 1日3〜5回に分けて5gずつ食べる
- 1日の摂取量は25gが目安
- 朝食・昼食・夕食の前に食べる
- 間食としても食べてもよし

「歌う」「笑う」「しゃべる」のトリプルメリット

第6章で口周りの筋肉を鍛える運動をご紹介しましたが、じつは私たちは普段から、この筋肉を鍛える動作をしています。

人と話したり、笑うなどの表情を作ったり、食事をしたりするときです。言い換えれば、こうした動作をすればするほど、口周りの筋肉を鍛えるためのトレーニングができている、ということになります。

とくに、**歌うことや笑うこと、しゃべることによって、口周りの筋肉を動かすのはもちろん、それによって唾液の分泌がいっそう促される**という効果も報告されています。カラオケで歌うと唾液の量が増え、コルチゾールというストレスホルモンが減ったという実験結果もあり、ストレス解消の面でも

図51　歌う・笑う・喋るのトリプル効果

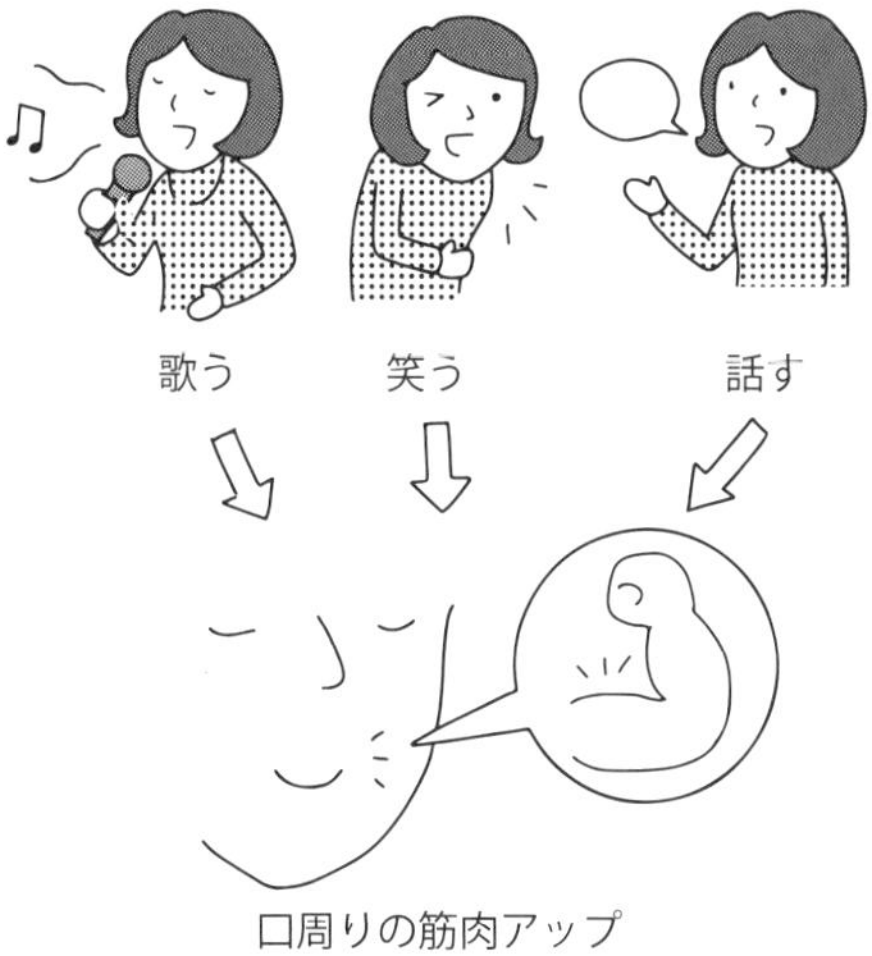

健康効果が期待できるのです。

昨今のコロナ禍によって人と会う機会が減り、会話のコミュニケーションが減ってしまった人は少なくないかもしれません。人と話したり、笑い合ったりというコミュニケーションが失われると、口腔機能の衰えにつながりやすいともいえます。

あらためて、人と積極的に関わり、しゃべったり笑ったり……という場面を増やしていくことを大切にしていきたいものです。

おわりに

2022年6月、政府が閣議決定した経済財政運営の指針「骨太の方針」に、「国民皆歯科検診」が明記されたことをご記憶の方も多いのではないでしょうか。

歯科の定期健診によって歯周病などの病気を早期に見つけ、健康寿命を延ばそうという提言で、口腔ケアが生活習慣病の予防につながるという理解が広まったことは、日頃より予防歯科の重要性を啓蒙している私としても喜ばしいことでした。

本書で折に触れて紹介したように、「口腔ケア」とは歯磨きなどで口の中をキレイに保つことだけでなく、口腔機能向上などのリハビリを含んだ幅広い内容を指すものです。つまり全身の健康や生活の質（QOL）の向上を目的に行うケアであり、歯や歯肉はもちろん、舌や口周りの筋肉などの様々なケアが含まれます。

タイトルとしても位置付けた「すごい歯磨き習慣」とは、これまでの歯磨きだけではない、こうした広範囲のケアを含むもので、多くの生活習慣病を防ぐ効果があることを紹介しました。

あらためて、口の健康と体全体の不調や病気は密接に関連しています。

本書をお読みいただいた方には、糖尿病や脂肪肝、心筋梗塞や脳卒中、さらには認知症などの深刻な疾患に口の健康が深く関与していることをご理解いただけたかと思います。

じつは、こうした生活習慣病の原因にもなる口腔機能の低下は、30代や40代といった若い年代から起きています。不十分なケアを続ければそれだけ口の中の健康がむしばまれてしまい、50代や60代以降の健康を損ねることをぜひ知ってください。

長いマスク生活によって、口の中の環境が悪くなっている方が増えている現状もあります。ぜひ、これまでの習慣から「すごい歯磨き習慣」にアップデートして、長く健やかな人生を手に入れていただくことを願っています。

栗原ヘルスケア研究所所長・歯科医師　栗原丈徳

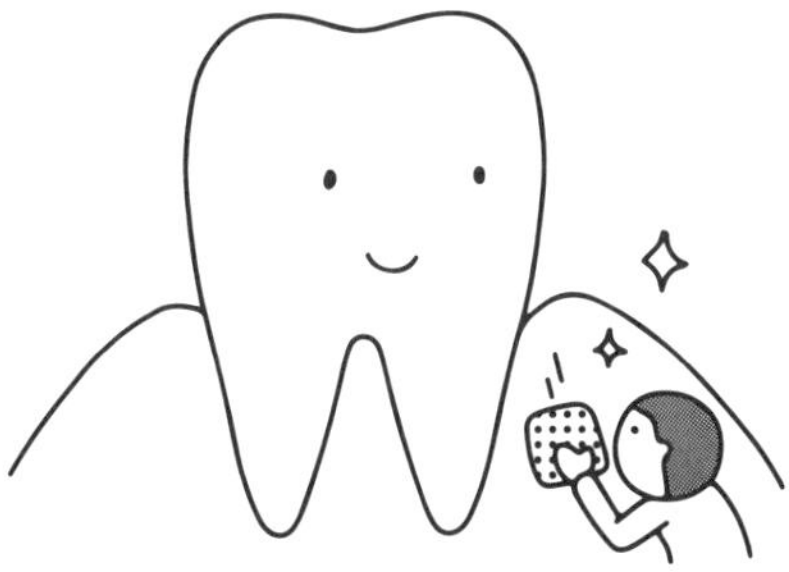

参考文献

『内科医と歯科医が教える病気知らずの 食べ方 みがき方』
（日東書院）栗原毅・栗原丈徳 監修

『糖尿・ガン・ボケ・寝たきり　口を鍛えればすべて解決する』
（主婦の友社）栗原毅・栗原丈徳 著

『糖尿病博士ズバリおすすめ! [栗原式]自力で血糖値・ヘモグロビンA1cを下げる本』

（主婦の友社）栗原毅 著

『名医が教える「本当に正しい糖尿病の治し方」』
（エクスナレッジ）栗原毅 著

『薬に頼らず自分で改善!女性の高血圧・高血糖・糖尿病』
（PHP研究所）栗原毅 著

『マンガで明快!　世界一よくわかる糖尿病』
（主婦の友社）栗原毅 監修

『1週間で勝手に痩せていく体になるすごい方法』
（日本文芸社）栗原毅 著

『眠れなくなるほど面白い　内臓脂肪の話』
（日本文芸社）栗原毅 著

『自力でみるみる改善!脂肪肝』
（河出書房新社）栗原毅 著

● **栗原毅**（くりはら・たけし）

栗原クリニック東京・日本橋院長
医学博士・日本肝臓学会専門医・前東京女子医科大学教授・前慶應義塾大学大学院教授。日本血管血流学会理事。2008年に消化器病、メタボリックシンドロームなどの生活習慣病の予防と治療を目的とした「栗原クリニック東京・日本橋」を開院。治療だけでなく予防医療にも力を注いでいる。テレビや新聞、雑誌などメディアへの登場も多数あり、わかりやすい解説と温かな人柄で人気を博している。

● **栗原丈徳**（くりはら・たけのり）

栗原ヘルスケア研究所所長・歯科医師
鶴見大学歯学部卒業。慶應義塾大学大学院政策・メディア研究科中退。「予防歯科」「食と健康」をテーマに活動をしている。とくに「口の健康と全身疾患との関連性」について大学や介護施設などで積極的に講演を行っている。日本抗加齢医学会、日本咀嚼学会、日本摂食嚥下リハビリテーション学会、日本サルコペニア・フレイル学会などの会員。

内臓脂肪がみるみる落ちる
すごい歯磨き習慣

2023年6月30日　第1刷発行

著者　栗原毅
　　　栗原丈徳
発行者　大山邦興
発行所　株式会社 飛鳥新社
〒101-0003
東京都千代田区一ツ橋2-4-3　光文恒産ビル
電話（営業）03-3263-7770（編集）03-3263-7773
https://www.asukashinsha.co.jp

編集協力　栗栖 直樹（株式会社エスクリエート）・戸田恭子
　　　　ミナトメイワ印刷株式会社
イラスト　大野文彰
ブックデザイン　小口翔平＋嵩あかり（tobufune）
印刷・製本　中央精版印刷株式会社

ISBN 978-4-86410-960-4

編集担当　中野晴佳